Noa K. Jordan

FLEISCH – das wahre SUPERFOOD

FLEISCH – das wahre SUPERFOOD

Dieses Buch ist ein ernährungsmedizinisch und politisch gut fundiertes Statement pro Fleisch. Die Autorin beantwortet alle wichtigen Fragen zum Thema Fleischkonsum – von Ernährung über Stoffwechsel bis hin zu den gesellschaftlichen Auswirkungen, die unser Essverhalten hat.

Umwelt und Gesundheit lassen sich nur retten, wenn wir aufhören, so degeneriert zu essen, wie wir es gerade tun – zu viel von den falschen Kohlenhydraten, zu wenig vom richtigen Protein. Das schadet den Menschen, den Tieren und der Natur – nährt aber Agrochemieriesen und Lebensmittelindustrie, deren Produktionsverfahren dieses Ökosystem in den Untergang treiben.

Noa K. Jordan

(geb. 1965), Heilpraktikerin und Ernährungscoach. Eine erblich bedingte Leberfunktionsstörung ließ sie schon früh ihren Fokus auf die Themen Medizin und Ernährung richten. Ihr politisches Engagement führte sie auf Reisen rund um den Globus – von den Massai in Afrika zu den Indianern Amerikas, quer durch Europa und bis in die Berge Nepals. Immer waren die Lebensweisen und Essgewohnheiten der Menschen vor Ort von größtem Interesse für sie. Eine dreijährige medizinische Ausbildung beim Internisten und Ernährungsmediziner Dr. Manuel Magistro und ihre Erfahrungen in der Behandlung von Patienten veranlassten die Autorin zu diesem hochaktuellen Buch.

Mein größter Dank an:

Dr. med. Manuel Magistro,
Internist, Ernährungsmediziner, leidenschaftlicher Arzt
und exzellenter Lehrer

Dr. med. vet. Steffen Kappelmann,
engagierter Tierarzt und kompetenter Ernährungsmediziner

Für
meine
Enkeltochter
Jona

Noa K. Jordan

FLEISCH das wahre SUPERFOOD

Ernährung • Politik

Ein Buch über Gesundheit und Gesellschaft

Impressum

ISBN: 978-3-946310-35-8

Richard-Wagner-Straße 17
71638 Ludwigsburg
www.geiles-fleisch.de

Lektorat: Sabine Zürn
Umschlag: Agentur Wilhelm, Ludwigsburg
Foto: Gruppe 4, Marbach am Neckar
Printed in Germany
Verlag/Produktion: stellaplan x-media-publishing/BoD

Haftungsausschluss

Dieses Buch versteht sich als aufklärender Ratgeber, der Sie bei der Suche nach Antworten beim Thema Ernährung unterstützen soll. Die darin enthaltenen Ratschläge beruhen auf meinen Praxis-Erfahrungen und wurden gründlich geprüft. Keinesfalls ersetzt dieses Buch den Gang zum Arzt im Falle einer Erkrankung. Die Haftung der Autorin für eventuelle Sach-, Personen- und Vermögensschäden sind ausgeschlossen.

Quellenhinweis

Die im Text numerisch angezeigten Quellen finden Sie im Anhang des Buches. Die zahlreich aufgeführten Artikel sowie politische und naturwissenschaftliche Publikationen liegen der Autorin in gedruckter Form vor. Sollten Sie sich für diese Studien interessieren, senden Sie bitte Ihre Anfrage unter Angabe von Textstelle und Seitenzahl an die oben angegebene Adresse. Gegen Zusendung eines frankierten, adressierten Rückumschlags wird Ihnen der entsprechende Artikel zugeschickt.

ERNÄHRUNG 9

„GESUNDHEIT IST DAS HÖCHSTE GUT" 9
FLEISCH BEDEUTET TIER 11
ESSEN 15
IM MUND 20
KANNIBALISMUS – DIE GENOM-BASIERTE ERNÄHRUNG 22
KRAFTVOLL UND SCHLANK 32
LUST UND POTENZ 40
SCHÖN UND WIDERSTANDSFÄHIG 45
WUNDERDROGE WACHSTUMSHORMONE 54
MASTFUTTER MIT NEBENWIRKUNGEN 59
MANGEL IM ÜBERFLUSS 70

STOFFWECHSEL 77

WIE SIE WERDEN, WAS SIE ESSEN 77
DER KÖRPER, EINE ENDLOSE BAUSTELLE 80
„DER ARSCH IST DAS ZWEITE GESICHT DES MENSCHEN" 88
LEBENSMITTE – DIE WENDE 91
DAS MÄRCHEN VON DER ÜBERSÄUERUNG DURCH FLEISCH 99
DIE BÖSE ARACHIDONSÄURE 109
CHOLESTERIN, DAS POTENTE SUPERFETT 113
IMMER ENGER – IMPOTENZ 126
DIE WAHRHEIT ÜBER FLEISCH UND LUST 130
DER SCHLÜSSEL – INSULIN 141

REZEPTE 161

JEDEN TAG WICHTIG 161
BESTAND IM HAUSHALT 166
BASISREZEPTE 169
SO KÖNNTE EIN GUTER TAG AUSSEHEN 176

POLITIK 183

JEDER MUSS ESSEN 183
TÄGLICH BROT FÜR DIE WELT 185
WURZELRASSE – HERRENRASSE – VOLLKORNBROT 194
RAUBTIERKAPITALISMUS FRISST VEGETARISCH 201
HÖCHSTER LUXUS OHNE SCHULD 214
„WAHRE REVOLUTIONEN BEGINNEN IN DER KÜCHE UND IM BETT" 224

QUELLENNACHWEIS 232

SUPERFOOD

NÄHRSTOFFREICHES LEBENSMITTEL, DAS ALS BESONDERS FÖRDERLICH FÜR GESUNDHEIT UND WOHLBEFINDEN ERACHTET WIRD

FLEISCH

NATUR, LEBENDIGKEIT,
WIDERSTANDSFÄHIGKEIT,
FREIHEIT, BEWEGUNG, SCHNELLIGKEIT,
WACHHEIT, ENTSCHLOSSENHEIT, MUT,
AGGRESSION, KRAFT, SEX, KAMPF, BEUTE,
ELEGANZ, LUST,
SCHÖNHEIT, GESUNDHEIT

ERNÄHRUNG

„GESUNDHEIT IST DAS HÖCHSTE GUT"

Der Volksmund spricht die Wahrheit. Ihre Gesundheit ist ein hohes Gut, sie ist Ihr wertvollster Besitz. In einer kapitalistischen Gesellschaft hat dieser persönliche Besitz selbstverständlich eine ökonomische Dimension. Und da Gesundheit keine Sache ist, sondern das Leben selbst betrifft, lässt sich Gesundheit ohne Ökologie nicht denken. Als Bestandteil eines wirtschaftlichen und ökologischen Systems sind Sie unausweichlich mitten drin in der Politik, allein durch Ihre bloße Existenz.

Die Politik bestimmt die beiden wichtigsten Aspekte Ihrer Gesundheit:

1. Sie brauchen Nahrung, damit Sie am Leben bleiben. Sie brauchen die richtige Nahrung, um Ihre Gesundheit zu erhalten.
2. Sie brauchen die Medizin, um bestimmte Krankheiten abzuwehren. Sie brauchen die richtige Medizin, um in bestimmten Fällen Ihre Gesundheit wiederherzustellen.

Nahrungsproduktion und medizinische Versorgung betreffen jeden Einzelnen und gehören zu den größten Wirtschaftsfaktoren einer Gesellschaft. Im Jahr 2017 setzte die deutsche Ernährungsindustrie 134 Milliarden Euro um. Im gleichen Zeitraum betrugen die Gesundheitsausgaben 374 Milliarden Euro. Neben diesen gigantischen Summen nimmt sich der gesamte Staatshaushalt der Bundesrepublik mit 329 Milliarden geradezu bescheiden aus. Diese Zahlen sind ein nicht unerheblicher Teil der Wahrheit, wenn es um Ihre Gesundheit geht, Ihr höchstes Gut.

Für derart weitreichende Themen gibt es eigene Ministerien. Das Bundesministerium für Ernährung und Landwirtschaft verantwortet die Ernährungspolitik und die Agrarmärkte, das Bundesministerium für Gesundheit ist der zentrale Akteur in der Gesundheitspolitik. In diesen Ministerien sitzen die von Ihnen gewählten Volksvertreter. Diese Politiker waren in ihrem Berufsalltag Lehrer, Fernsehtechnikerin, Jurist oder Bankkaufmann. Sie werden nach parteiinternem Proporz für die Ministerposten berufen. Theoretisch wäre somit alles in Ordnung. Zusammen mit ihren Sachbearbeitern begegnen diese Politiker in den ihnen zugewiesenen Ministerien den Interessenvertretern von Agrar-, Pharma-, Lebensmittel- und Medizinindustrie. Deren Lobbyisten erklären den thematisch meist völlig unbedarften Politikern ihre Sicht der Dinge. Häufig engagieren die Ministerien externe Beraterfirmen, die helfen sollen, die politisch richtigen Entscheidungen zu treffen.

Was soll gegessen werden?

Die Antwort auf diese Fragen gibt in Deutschland das Bundesministerium für Ernährung und Landwirtschaft. Dessen Sprachrohr ist die Deutsche Gesellschaft für Ernährung, die DGE. Sie gibt den „aktuellen Stand der Wissenschaft" in Sachen gesunder Ernährung aus.

Nach wie vor wird in Deutschland Fleisch gegessen. Fleisch bedeutet Tier. Und auch hier gibt das Landwirtschaftsministerium die Richtlinien für das Tierwohl heraus.

FLEISCH BEDEUTET TIER

Interview mit Dr. med. vet. Steffen Kappelmann

Tatsächlich sind die besten Kenner von Tier und Tierwohl nicht die Sachbearbeiter im Landwirtschaftsministerium oder gar der/die Landwirtschaftsminister/in. Die größte Kompetenz in Sachen Tiergesundheit haben die behandelnden Tierärzte vor Ort.

Im April 2017 führte ich ein aufschlussreiches Interview mit dem sehr engagierten Tierarzt Dr. med. vet. Steffen Kappelmann. Er gewährte mir interessante Einblicke in Tiergesundheit und die Qualität von Rind- und Schweinefleisch. Seine Ausführungen sind von größtem Interesse, da Dr. Kappelmann auch Ernährungsmediziner ist. In seinen Augen haben in Deutschland weder Hormon-, Parasiten- noch Antibiotikahysterie bei Rind- und Schweinefleisch ihre Berechtigung.

Noa Jordan: Die drängendsten Fragen der Konsumenten in Sachen Tierhaltung: Befindet sich Antibiotika im Fleisch von Rindern und Schweinen?

Dr. Kappelmann: Antibiotika im verzehrbaren Fleisch von Rind und Schwein kommt, anders als bei Huhn und Pute, so gut wie nie vor. Nach der Gabe von Antibiotika ist eine Sperrfrist von ungefähr drei Wochen gesetzlich vorgegeben, bevor Rinder oder Schweine geschlachtet werden dürfen. Bei dennoch positivem Befund muss im Vorfeld eine ganze Fehlerkette abgelaufen sein. Zudem wird Antibiotika nur im Krankheitsfall der Tiere und nicht prophylaktisch gegeben: Alles andere stellt nach deutschem Gesetz einen Straftatbestand für den Tierarzt dar.

Noa Jordan: Hormonverseuchtes Fleisch bei Rind und Schwein, wie realistisch ist das?

Dr. Kappelmann: Seit einem Hormonskandal Anfang der 1970er-Jahre dürfen großen Säugetieren keine Hormone mehr verabreicht werden. Das einzige Einsatzgebiet für Hormonstimulation ist die Fruchtbarkeitsbehandlung bei Kühen und Schweinen. Hierbei werden Substanzen verabreicht, die den Zyklus der Tiere anregen, eigene Hormone zu bilden. Im verzehrbaren Fleisch von Rind und Schwein gibt es keine fremden Hormone.

(**Anmerkung der Autorin**: Die Menschenfrau geht diesbezüglich deutlich hemmungsloser mit sich um. Egal ob es um das hormonell forcierte Wunschkind oder um die Verhütung desselben geht. Gerne greifen Frau und Mann aus Anti-Aging Gründen zur Hormonpille.)

Noa Jordan: Wie häufig finden sich Parasiten im rohen Fleisch vom Schwein?

Dr. Kappelmann: Schweinefleisch wird vom Tierarzt auf die viel gefürchteten Trichinosen getestet. Seit dem Zweiten Weltkrieg wurden insgesamt 434 Millionen Schweine untersucht, bei vier positiven Befunden, der letzte im Jahr 1962. Die tatsächlich aufgetretenen Fälle beim Menschen wurden durch ungewaschenes Obst und Gemüse verursacht. Ebenfalls hoch verdächtig sind Trockenfrüchte und Wildkräuter. Dem Verzehr von rohem rotem Fleisch steht gesundheitlich nichts entgegen. Fleisch wird deutlich besser kontrolliert als Gemüse. Bei Kontrollen erweist sich, dass Bio-Fleisch ebenso belastet ist mit Clostridien und E. coli-Bakterien wie das Fleisch von konventionell gehaltenen Tieren.

Dr. Kappelmann stellt klar, dass „Bio" oft genug nur eine Sache des Etiketts und der Geldmacherei ist: „Hier wird das Augenmerk hauptsächlich darauf gerichtet, was in die Tierhaltung hineingeht und nicht auf das, was herauskommt." Seiner Meinung nach agieren die Behörden in Deutschland völlig verrückt.

> *„Sie versuchen, der gängigen Klischeemeinung zu entsprechen und den Skandaljournalismus zu bedienen. Dadurch wird dem Verbraucher gegenüber Tätigkeit suggeriert. Am Ende geht es aber nur darum, Gelder zu kassieren und Pöstchen zu sichern."*

Offiziell gilt in Deutschland: Müsli gut – Fleisch böse – Realität egal

Selbstverständlich können Viren, Bakterien und Keime durch rohes Fleisch übertragen werden, genauso wie durch Getreide, Nüsse, Eier, Käse, Rohmilch, Sprossen, Gemüse, Obst und alle anderen ungegarten Lebensmittel. Toxoplasmose-Infektionen werden nicht durch roh gegessene Katzen übertragen, sondern durch deren Kot im menschlichen Haushalt. Lebensgefährliche Schimmelpilze lieben Kohlenhydrate. Die von ihnen produzierten Pilzgifte, die Aflatoxine, sind in einem Viertel aller Getreideprodukte enthalten. Diese Mykotoxine sind giftiger als Pestizide, stark krebserregend und schädigen das Erbgut. Das wird nicht gerne thematisiert und ist keine Schlagzeile wert. Im Gegensatz zu Gartenzucchini und Biosprossen wurde hierzulande am rohen roten Fleisch noch nicht gestorben.

Das folgende Zitat von Dr. Kappelmann können Sie ohne Abstriche auf die Ernährungswissenschaft übertragen. Dazu hat er, als ausgebildeter Ernährungsmediziner, eine klare Meinung:

> *„Wir in Deutschland sind die Verrücktesten von allen in Europa in Sachen Ernährung und Wahrheiten über Ernährung."*
> *Dr. med. vet. Steffen Kappelmann*

Dem ist nichts hinzuzufügen.

ESSEN

Dieses Thema hat eine Dimension, die weit über die eigene Ernährung hinausgeht. Es beeinflusst Klima, Tierhaltung, Umwelt, Politik, Sozialsysteme und Gesellschaftsordnungen und mutiert mittlerweile zu einer Art Ersatzreligion. Tatsächlich lohnt sich eine Auseinandersetzung mit dem eigenen Essverhalten. Dies ist ein Punkt, an dem jeder sein Wohlbefinden und seine Gesundheit in der eigenen Hand hat. Denn Essen macht nicht nur satt, Essen beinhaltet Botschaften, die Hirn, Darm, Immunsystem und selbst die Gene beeinflussen.

Die Schwierigkeit – es fehlt an objektiven Informationen. Die Studien, die in Deutschland kursieren, sind keine echte Hilfe. Denn Ernährungsstudien und -empfehlungen sind widersprüchlich und erweisen sich als nicht wissenschaftlich belastbar, da ausnahmslos alle Studien zu diesem Thema reine Beobachtungsstudien sind. Das Problem von Beobachtungsstudien liegt darin, dass weder Experimente noch zusätzliche Untersuchungen durchgeführt werden. Und da lässt sich nun wirklich jedes gewünschte Ergebnis herbeiinterpretieren. Medizinprofessor John Ioannidis stellt im British Medical Journal klar:

> *„Viele Studienergebnisse sind völlig unglaubwürdig und auch 1 Million weiterer Beobachtungsstudien würden keine endgültigen Lösungen liefern."* [1]

Das Ergebnis einer hypothetischen Beobachtungsstudie könnte lauten: „Dort, wo die Kaninchenpopulation am höchsten ist, gibt es am wenigsten Krieg" Eine mögliche daraus abgeleitete Empfehlung wäre: „Halten Sie Kaninchen in Ihrem Vorgarten, dann gibt es bei

Ihnen zu Hause wahrscheinlich keinen Krieg." Gesponsert wurde diese fiktive Studie vermutlich von einem Kaninchenzüchterverein, der sich durch den Verkauf seiner Kaninchen finanziert. Das ist die „wissenschaftliche" Basis, aufgrund derer Erkenntnisse über die Ernährung gewonnen werden. Mehr Qualität in Sachen Studiendesign gibt es in Deutschland bei den Ernährungswissenschaften kaum. Finanziert werden diese fragwürdigen Studien von denen, die vom Ergebnis profitieren. So einfach ist das. Es hilft auch nichts, die Ergebnisse dieser unglaubwürdigen Studien zu addieren oder zu multiplizieren. In der Summe endet die Geschichte immer gleich: Keine echten Erkenntnisse.

Die einzige belastbare Beobachtungsstudie: Nackt vor den Spiegel stehen.

Lassen Sie sich nicht länger beirren, Sie können auf Ihrem Essteller unmöglich Ethik, Moral, Klimaschutz, Tierrechte, Entwicklungshilfe, Umweltpolitik, Industrieinteressen und noch Ihre Gesundheit verhandeln. Es zählt nur eins: Ernähren Sie sich von dem, was gut für Sie ist. Alles andere muss an anderer Stelle geregelt werden. Eine klare Ansage an die Politik.

Beobachtungsstudien helfen selbst dann nicht, wenn Gebiete untersucht werden, in denen auffällig viele alte Menschen leben – die sogenannten „Blue Zones". Die Pflanzen- und Fischkost-Liebhaber unter den Wissenschaftlern schauen am liebsten nach Okinawa: Die Frauen werden 87, die Männer im Schnitt 80 Jahre alt, und es gibt viele 100-jährige Frauen. Die Menschen rauchen nicht und bewegen sich viel. In dieser Region wird viel Fisch und Süßkartoffeln gegessen. Dass auch Schweinefleisch sehr beliebt ist, passt nicht ins

Bild und wird geflissentlich übersehen.

Vielleicht sollten die Wissenschaftler ihre nächste Forschungsreise nach Sardinien unternehmen. Hier leben in einigen Dörfern noch mehr Hundertjährige, und die Männer werden ebenso steinalt wie ihre Frauen – wie schön! Dort bekommt der Beobachter als Vorspeise fette Salami und fetten Schinken vom Schwein vorgesetzt. Als Hauptgang gibt es fettes Schweinefleisch und fettes Hammelfleisch. Gegen Soja, Reis, Fisch und alles andere aus dem Meer hegen die Sarden eine offensichtlich gesunde Abneigung. Nach dem Essen wird zum Kaffee noch tüchtig geraucht, was der Gesundheit der Alten anscheinend kaum schadet.

Zugegeben – das wäre eine weitere Beobachtungsstudie, aber diesmal mit dem Fokus auf Schweinefleisch als Faktor für Langlebigkeit. Ein mögliches Resultat dieser Beobachtungsstudie über die „Sardische Diät" könnte lauten: Richtig viel Fleisch in der Ernährung macht sogar die unbestreitbar negativen Auswirkungen des Rauchens wett. Zumindest bei den Männern.

Also Männer, FFKK-Spezialdiät:
FETTES FLEISCH, KIPPEN UND KAFFEE!

Die kostspielige „Gesundheit" der Deutschen

Bei allem Humor, es scheint etwas dran zu sein. Fakt ist: Die Spanier leben in der EU am längsten, rauchen viel, essen immense Mengen Fleisch, besonders viel Schweinefleisch, und haben halb so hohe Gesundheitskosten wie die nur mittelmäßig alten Deutschen. Mit über 1 Milliarde Euro Gesundheitskosten am Tag hält Deutschland den traurigen teuren Platz 18 unter den 28 EU-Staaten. Um diese Ungereimtheiten zu verstehen, braucht es ein gerüttelt Maß an Wissen über das hiesige Gesundheitswesen und den eigenen Körper. Nur so kann endlich aufgeräumt werden mit Fühlen, Glauben, Hoffen und Meinen in Sachen gesunder Ernährung. Denn dieses Thema ist hier leider stark mit wirtschaftlichen und gesellschaftlichen Themen verknüpft und von Profilierungssucht, Esoterik und Profitgier gelenkt. Darum ist es umso wichtiger, sich selbst Kenntnisse über dieses wichtige Thema für die eigene Gesundheit zu verschaffen. Nur so sind Sie nicht länger diesem ermüdenden Ernährungsstudien-Ping-Pong ausgeliefert.

**Statt Beobachtungsstudien
hilft die „Blickdiagnose" auf die Berater.**

Hat er/sie frische Gesichtsfarbe, gute Haut, schöne Haare, gesunde Zähne, definierte Muskulatur, eine flache Bauchdecke, einen knackigen Po? Das sind sichtbare Resultate einer wirklich gesunden Ernährung und zwar ohne Nahrungsergänzungsmittel. Häufig beschleicht den Ratsuchenden beim Blick auf die körperliche Verfassung der Berater das ungute Gefühl, deren empfohlene Ernährungsweise grenze an Körperverletzung. Das ist vor allem dann gut zu erkennen, wenn die „Spezialisten" über 50 Jahre alt sind und die Stunde aller Ernährungswahrheiten geschlagen hat. Sehen die „Ernährungskundigen" nicht wirklich gesund aus, suchen Sie sich diesbezüglich einen anderen Gesprächspartner. Legitim ist auch die Frage, auf wessen Gehaltsliste Forscher, Ernährungswissenschaftler, Ärzte und Studienveranstalter stehen.

Um herauszufinden, was tatsächlich „das Gute" für Sie ist, braucht es nicht mehr, aber auch nicht weniger, als Aufmerksamkeit Ihrem eigenen Körper gegenüber. Dieses Buch zeigt Ihnen, wie Sie die eigenen Stoffwechselvorgänge belastbar kontrollieren können.

Sie sind der Baumeister Ihrer selbst.

IM MUND

Beginnen Sie sofort mit einer persönlichen Beobachtung.

Dann, wenn Sie den nächsten Bissen essen, wofür Sie Ihre Zähne brauchen. Diese sind Ihr Überlebenswerkzeug, denn ohne Abbeißen und Kauen ist kaum gesunde Nahrungsaufnahme möglich. Ihre Zunge hat eigens Geschmacksknospen für proteinreiche Nahrung – umami genannt. Aus gutem Grund, denn das ist der Stoff den Ihr Organismus dringend haben will.

Beim Verzehr von Zucker, vor allem in Kombination mit stärkehaltigen Lebensmitteln, den Polysacchariden wie Getreide, Reis, Mais oder Kartoffeln usw., findet ein Säureangriff auf Ihr Gebiss statt. Aus den klebrigen Ablagerungen, die die Stärke auf den Zähnen hinterlässt, bilden sich Beläge. In und an diesen Belägen sammeln sich Bakterien, deren Stoffwechsel die Säuren bilden, die Karies verursachen. Sie müssen Ihre Zähne putzen, damit sie wieder sauber werden. Verkürzt dargestellt, ist Karies ein Säureproblem in der Mundflora.

Zähne und Zahnschmelz bestehen im Prinzip aus Kalk. Kalk wird von Säuren angegriffen, das weiß jeder, der schon einmal Essig- oder Zitronensäure als Entkalker oder Toilettenreiniger verwendet hat. Sie dürfen sich an dieser Stelle gerne fragen, warum so viele Nahrungsmittel Zitronensäure als Geschmacksstoff oder Konservierungsmittel beinhalten.

Ihre Mundhöhle ist keine verschmutzte Kloschüssel

Zugesetzte Säuren in den Nahrungsmitteln sind nur eine von vielen Absurditäten in Ihrem Essen. Das größte Problem jedoch sind die Säurebildner in den Kohlenhydraten: Dazu gehören Zucker, zu viel Fruchtzucker und vor allem die klebrige Stärke in Form von Getreide, Reis, Mais, Kartoffeln.

Essen Sie Fett, Fleisch, Eier, Nüsse, Gemüse, Pilze und ein wenig Obst, dann werden Ihre Zähne erst gar nicht schmutzig, denn hier bildet sich kein klebriger Zahnbelag am Zahnfleischsaum. Keines dieser Lebensmittel verätzt Ihre Zähne. Bei „artgerechter" Ernährung brauchen Sie weder Zahnbürste noch Mundwasser. Die gehören nicht zur genetischen Ausstattung des Menschen und sind in vielen Teilen der Welt nicht verfügbar. Zahnfäule gibt es erst, seit der Mensch Ackerbau betreibt.

Ihr Gebiss ist wie ein Lackmustest, ein Test, bei dem in der Chemie mithilfe eines Indikators der pH-Wert ermittelt wird. Auch Ihr Gebiss ist ein Prüfstein. Es ist auf ein gesundes Milieu im Mund angewiesen und reagiert mit Erkrankung und Zerfall auf Säurebelastung. Nahrung, die Ihr Überlebenswerkzeug zerstört, kann Ihrer Gesundheit nicht zuträglich sein. Dafür braucht es kein Medizinstudium und keine Studie: Das sagt Ihnen Ihr gesunder Menschenverstand. Die Natur hat solche Stoffe für die menschliche Nahrung nicht vorgesehen. Die Natur ist nicht dämlich!

Knapp die Hälfte der 35-44-Jährigen in Deutschland leidet bereits an Parodontitis (Zahnfleischentzündung), 11,5 Millionen an Parodontose, der schweren Form, das führt unbehandelt zum Zahnverlust[2].

Essen Sie so, dass Ihnen nicht die Zähne ausfallen.

KANNIBALISMUS – DIE GENOM-BASIERTE ERNÄHRUNG

Am besten isst der Mensch das, was er ist.

Sie haben richtig gelesen. Das ist das Prinzip der Genom-basierten Ernährung. Dann gibt es garantiert kein Problem mit Karies, Parodontose und daraus resultierendem Zahnausfall.
Fleisch: rohes rotes Fleisch mit seinem anabolen Protein für maximale Kraft
Fett: tierisches Fett, als optimaler Brennstoff und Hormonmacher
Blut: mit all seinen Vitaminen und Mikronährstoffen
Haut, Knorpel, Knochen: Die darin enthaltene Gelatine und Hyaluronsäure unterstützen die Regeneration und den Aufbau Ihrer Haut, Bindegewebe, Knochen und Gelenke.

Sie sollten sich vor allem von den Tieren ernähren, die dem Menschen evolutionär und genetisch am ähnlichsten sind. Die Säugetiere, wie z. B. Rind, Schwein, Hirsch, Pferd, Schaf, Ziege usw., sind die besten Nährstofflieferanten. Deren Fleisch bekommt dem Menschen viel besser als Geflügel, denn Vögel haben andere Proteinoberflächen. Säugetiere besitzen gut kompatible Proteine, einen vergleichbaren Stoffwechsel, ähnliche Knochen, Organe, Muskeln, Haut, Gehirn und eine ähnliche Hormonlage wie Ihre eigenen.

Essen Sie Aminosäuren, die denen des Menschen am ähnlichsten sind – das ist das Prinzip der Genom-basierten Ernährung. Die Veröffentlichung „Genom-basierte Ernährung. Biologie des Alterns" des Max-Planck-Institutes vom März 2017[3] kommt zu folgendem Ergebnis: Fruchtfliegen und Mäuse, die mit ihrem nachgebauten körpereigenen Eiweiß ernährt werden, gedeihen am besten, sind am widerstandsfähigsten und am fruchtbarsten, bei geringerem Körpergewicht als ihre Artgenossen.

Gesundheit bedeutet nicht Abwesenheit von Krankheit

Gesundheit bedeutet perfekte Funktion in jeder Zelle Ihres Körpers. Gesunde Nahrung muss alle Körperfunktionen unterstützen: Atmung, Kraft, Bewegung, Verdauung, Sex, Schwangerschaft, Stillen, Denken.

Pflanzen bedienen diese Strukturen nur unzulänglich, denn sie selbst besitzen nichts davon. Sie bilden deshalb wenig unterstützende oder gar rekonstruierende Substanzen dafür aus. Pflanzen haben auch ganz andere Energiespeicher. Sie bilden aus Wasser und CO_2 Stärke und Sauerstoff. Sie brauchen die Stärke, dieser Klebstoff nährt ihre Lebensform ohne Fortbewegung, Denkprozess oder Sex. Die menschliche Energiegewinnung funktioniert über die Verbrennung von Zucker und Fett. Die pflanzliche durch Osmose: die Durchdringung von nährstoffhaltigem Wasser durch durchlässige Zellwände. Die Schnittmenge bildet die Stärke, da diese aus Vielfachzuckern besteht, den sogenannten Polysacchariden. Der Mensch hat diese zuckrigen Kleber in Form von Getreide, Reis, Mais und Kartoffeln für seinen Bedarf gezüchtet. Bei Kartoffeln und Getreide ist der nächste Schritt zum industriell nutzbaren Klebstoff in den Züchtungen bereits vollzogen und wird als solcher genutzt.

Müsli für die Pflanze

Polysaccharide, wie z. B. Reis, Kartoffeln, Mais, Getreide, etc., sind somit eigentlich Nahrung für Pflanzen. Bestenfalls wird die darin enthaltene Stärke vom menschlichen Organismus als Brennstoff „toleriert", im schlechtesten Fall schädigt sie den Menschen, angefangen vom kariösen Gebiss über Autoimmunerkrankungen bis hin zum Darmdurchbruch.

Insgesamt hat die Ernährung durch Pflanzen so manche Tücken. Denn auch Pflanzen wollen nicht gefressen werden. Da sie nicht weglaufen können bilden sie hinterhältige Abwehrstrategien aus. Giftige Schalen, für den Fressfeind zerstörerische Substanzen oder ekelhafter Geschmack, sind nur einige der guten Ideen die man entwickelt, wenn man nicht vom Fleck kommt und trotzdem überleben will. Der Mensch hat die Pflanzen so lange gekreuzt und gezüchtet, bis er schlecht und recht mit deren unverträglichen Stoffen zurechtkam. Jetzt sollen diese Pflanzen gesund sein? Getreidekörner bilden Enzyme, die die Eiweißaufnahme im menschlichen Darm behindern, und ihre Säuren binden Mineralien im Darm. Sie nähren krankmachende Bakterien und können Zellhüllen für Krankheitserreger bilden. Nach Gemüsekonsum muss man nicht gleich des Todes sein. Aber es kommt häufig zu Steinleiden und Gichtattacken durch Spinat, Tomaten, Spargel, Rhabarber. Kropfbildung und eine reduzierte Jodaufnahme durch Kohl, Radieschen, Senf und Meerrettich sind auch schon blöd. Ebenso Osteoporose-Förderung durch Kalziumblocker wie die Oxalsäure im Spinat, Rhabarber und Sauerampfer. Vom überbelasteten Darm durch schwer verdauliche Hülsenfrüchte, zu viel Fruchtzucker und „schwer im Darm" liegendem rohem Gemüse ganz zu schweigen. Dennoch, in Deutschland gilt:

Pflanzen essen gut – Fleisch essen böse – Realität egal

Am besten „Nose to Tail" Fleisch essen

Alle Teile des Tieres, von der Nase bis zum Schwanz sind Superfood. Fleisch essen bedeutet Fleisch wie gewachsen und unverarbeitet, je roher und blutiger, desto besser. Keine Panik vor dem Wort

„roh". Deutschland hat kompetente Tierärzte und Fleischbeschauer. Den ständigen Warnungen der Presse vor Bakterien und Parasiten in ungegartem Fleisch zum Trotz erklärt der praktizierende Tierarzt und Ernährungsmediziner Dr. med. vet. Kappelmann: „Selbstverständlich esse ich rohes Fleisch, auch rohes Schweinefleisch."

Sie werden hier kein gutes Wort finden über Wurst, geräuchertes oder anderweitig behandeltes Fleisch. Ausnahme: luftgetrocknete Würste und Schinken, da diese nicht erhitzt werden. Die tot gekochten Proteine in der deutschen Brühwurst hingegen haben ihre ursprünglichen Funktionen verloren. Erhitztes Eiweiß verändert sich in seiner Struktur, das weiß jeder, der schon einmal ein Spiegelei gebraten hat. Das klare, flüssige Eiweiß wird unter Hitzeeinwirkung denaturiert und in starre, undurchsichtige, weiße Masse verwandelt. Die industriell hergestellten Fleischwaren und Würste sind zudem vollgepumpt mit Konservierungsstoffen, Feuchthaltemitteln, Starterkulturen, Zucker, Emulgatoren, Geschmacksverstärkern und vielem mehr. Eine Zusammensetzung, die einem chemischen Experiment gleicht, aber nichts mehr mit dem ursprünglichen Lebensmittel Fleisch zu tun hat. Sicher wird nicht am verarbeiten roten „Fleisch" gestorben, sondern an dem Chemiebaukasten, der mitgegessen wurde.

Fleisch essen muss schlecht sein. Ein Muss.

Auf Differenzierung zwischen Fleisch und Wurstwaren, rohem und gegartem Fleisch wird in den Aussagen zum Thema Fleisch häufig verzichtet. Wissenschaftlich nicht belastbare Studien mit dem Ergebnis „Rotes Fleisch ist ganz arg böse" sollen belegen, dass an dem bisschen zerkochten Fleisch in der schwarz gegrillten Chemiewurst gestorben wird, die zwischen Pappbrötchen und Fantasieindustriesoße serviert wird. Geschwiegen wird über den lustigen Glucose-Fructose-Blubberdrink, die Transfett-Frittierbeilage und den Verdauungsschnaps danach. Und die mit Konservierungsstoffen gesättigte angebrannte Pflanzenöl-Marinade des Grillfleisch war natürlich nicht das Problem. Beim Fast-Food ist klar, dass das bisschen Fleischgekrümel zwischen Zuckersoßen, Kunststoffkäse und Labberbrötchen krank gemacht hat. Toll ist auch, dass das Steak im ach so gesunden Pflanzenfett durchgebraten werden soll. Dabei erzeugen viele der instabilen Pflanzenfette bei über 60 °C krebserregende Stoffe.

Wurde das alles aus den wissenschaftlich nicht belastbaren Beobachtungsstudien herausgerechnet? Oder braucht man händeringend die gewünschten „rotes Fleisch ist so was von total böse"-Studienergebnisse?

In den Fleischtheken der Republik sind ein Kilometer Wurstwaren und eine Schulterbreite unverarbeitetes Fleisch zu sehen. Davon ist das meiste Grillfleisch, das mit suspekter Pflanzenöl-Marinade verunreinigt ist. Das wirkt wie eine luftdichte Verpackung und macht das rohe Fleisch länger haltbar. Wenn vom deutschen Verbraucher doch Fleisch am Stück gekauft wird, dann um es kaputt zu kochen oder durchzubraten, weil es roh so irre gefährlich sein soll. Kaum jemand hierzulande ist noch im Umgang mit echtem Fleisch vertraut. Wie kommt in Deutschland eine für Studien relevante Größe an echten Fleischessern zu Stande? Gar nicht.

Die „Spanische Diät"

Wie Fleisch essen richtig geht, sieht man bei den langlebigen Vielfleischessern, den Spaniern oder Sarden. Dort wird alles vom Tier geschätzt und gegessen, einschließlich Stierhoden, Kuheuter, Tierköpfe. Es werden Suppen aus Schafsköpfen gekocht, Schweineohrsalat serviert oder Nüsse in Schweineblut gegessen. In Schweineblut gegarter Reis im Naturdarm wird als Delikatesse angeboten. Das ist gesunde Kost, dicht dran am Prinzip der Genom-basierten Ernährung.

Die Spanier essen alle Teile des Tieres, selbst diejenigen, die in Deutschland als „Gammelfleisch" bezeichnet werden. Gourmets werfen den Spaniern vor, sie könnten nicht kochen, sondern nur Fleisch grillen. Stimmt genau, und die traditionell essenden Spanier tun das statistisch mit 330 Gramm Fleisch täglich. In den alten spanischen Küchen ist der Grill ein fester Bestandteil der Innenausstattung. Das reicht offensichtlich aus, um sich gesund zu ernähren. Ganz sicher gibt es in Spanien kein Vollkornbasenmüsli zum Frühstück, sondern Café solo und eine Zigarette im Stehen mit den Nachbarn in der Bar gegenüber. Abendessen gibt es erst mitten in der Nacht, weil es am frühen Abend noch viel zu heiß ist. „Dinner Cancelling" und ähnliche Gepflogenheiten kennt man dort nicht. Spanier lieben Essen und Gesellschaft.

„Gammelfleisch"

Die Bezeichnung „Gammelfleisch" für Teile des Tieres in der EU-Verordnung 1774/2002 der „K3"-Qualität ist eine Unverschämtheit. Gemeint sind Fleischteile, die vom Konsumenten „nicht toleriert" werden. Nur weil der Verbraucher hierzulande in zivilisierter Degeneriertheit jeden Bezug zum Tier verloren hat. Die Deutschen pflegen einen antrainierten Ekel vor Innereien, Knochenhäuten und anderen unmodern gewordenen Fleischteilen. Das heißt noch lange nicht, dass diese gesundheitsgefährdend sind, wie von der Presse gerne kolportiert wird.

Schweineohren widerlich – fremde Muttermilch lecker

Der Klimaschädling Käse als Proteinlieferant wird von Vegetariern und anderen Fleischverächtern problemlos hingenommen und als „unverzichtbar" betrachtet. Dieses Lebensmittel braucht wahrhaft viel kulturell konnotiertes Training. Sonst ist nicht zu erkennen, dass es sich bei dieser monatelang vor sich hin gärenden und Noten von Fußschweiß verströmenden Muttermilch um eine „Köstlichkeit" handeln soll. Beeindruckend, was Erziehung und Einbildung selbst in der Ernährung vollbringen. Wir essen nicht, was wir mögen, sondern wir mögen, was wir essen.

Ein paar Kilometer weiter auf unserer schönen Erde können die Asiaten das ohne entsprechende Schulung nicht mehr erkennen und lehnen angewidert ab. Dafür essen sie liebend gerne Schweineohren. Die Koreanerin als älteste Frau der Welt brät sich gerne zweimal am Tag Schweinebauch, das ist dort Nationalgericht.

Im Gegensatz zu unverarbeitetem, frischem Fleisch enthält Käse durch den Gärungsprozess unnatürliche Histaminkontingente. Histamin ist ein Überträgerstoff, der bei Entzündungen und Allergien vorgefunden wird. Je länger Käse gelagert wird, desto schlimmer. In der Naturheilkunde spricht man von „Morbus Gouda", der Käsekrankheit, da viele Menschen auf dieses vergorene und mit

Schimmel belastete Nahrungsmittel mit Kopfschmerzen bis hin zu Migräneattacken reagieren. Wenn auch Käse als Proteinlieferant ausscheidet, und dafür gibt es viele gute Gründe, was dann?

Kein tierisches Protein essen, dann zu Proteinersatz Soja greifen?

Behinderte Jodaufnahme ist eine mögliche Ursache für die Schilddrüsen-Vergrößerung, unter der mehr als 30 % der Deutschen leiden. Nicht nur Nitrat behindert die Aufnahme von Jod, auch Soja und Sojaprodukte leisten dem Vorschub. Frauen sind 4-5-mal häufiger von einem Kropf betroffen als Männer.

Es ist ein schlechter Rat, Sojaprodukte als Ausgleich von Hormondefiziten oder als Fleischersatz zu empfehlen. Ein Rat, den besonders Frauen befolgen, um bei vegetarischer und fleischarmer Ernährung Proteinmangel zu verhindern oder um mithilfe von Veggie-Abnehmdrinks Gewicht zu reduzieren.

Phytoöstrogene in Soja stehen im Fokus der Urologen.

Vegetarisch lebende Schwangere haben ein fünffach höheres Risiko, männliche Babys mit Hypospadie zu gebären. Bei diesen bedauernswerten Bübchen endet die Harnröhre hinter der Penisspitze, sodass ein normales Urinieren nicht möglich ist. Der Penis verkrümmt im Laufe des Wachstums zusehends, wenn nicht operiert wird.

Die Urologen sehen eine Ursache dafür in Phytoöstrogenen durch Soja-Nahrungsmittel. Soja wird aufgrund seines hohen Proteingehaltes vermehrt von Vegetariern gegessen, um einem Eiweißmangel entgegenzuwirken. Soja enthält jedoch pflanzliche Eiweiße, die den menschlichen weiblichen Sexualhormonen ähneln und greifen so in den Hormonstoffwechsel des Menschen ein. Bereits nach sechs Wochen Sojaverzehr sind Auswirkungen auf den weiblichen Zyklus messbar. Soja behindert die Jodaufnahme in der Schilddrüse und greift in die Stimulation der Sexualdrüsen ein. Auf diesem Weg, so die Urologen, sei der Einfluss von Soja auf die Entwicklung des Geschlechts der männlichen Föten erklärbar. Hypospadie kommt bei Neugeborenen sonst nur dann gehäuft vor, wenn die Schwangeren Eisenpräparate eingenommen hatten oder im ersten Drittel der Schwangerschaft eine Grippe erlitten. Bedenklich stimmt, dass das Phänomen der Hypospadie zunimmt. Siehe die USA, wo immer mehr Lebensmitteln Soja zugesetzt wird.

Beim Verzicht auf Fleisch bleibt immer die Frage nach brauchbaren Ersatzquellen für die vielen lebensnotwendigen Stoffe, die dieses artgerechte Superfood frei Haus liefert. Diese Frage hat schon in ihrer Historie grauenhafte Antworten generiert.

Gesunder Vegetarismus beim Menschen ist ein Märchen.

Eines das nur unter günstigsten Bedingungen ein eingeschränktes Happy End findet. Die Anatomie von Darm und Gebiss sprechen dagegen. Das größte Gegenargument jedoch ist der menschliche Hormonstoffwechsel. Vegetarismus ist nur etwas für junge, gesunde Menschen. Deren eigene Hormonaktivitäten sind noch so hoch, dass sie dieses größte Defizit der Pflanzennahrung ausgleichen. Doch ab der Lebensmitte, mit dem Schwinden der Sexualhormone, ist der Mensch auf „artgerechte" Nahrung angewiesen. Fleischreiche Nahrung unterstützt die hormonellen Prozesse. Das verhindert

Schwäche und Krankheiten und ist der Königsweg zu einem gesunden Körpergewicht.

Die Tatsache, dass vegetarisch lebende Tiere Muskeln bilden, obwohl sie nur Gras fressen, das kein Eiweiß enthält, erklärt sich folgendermaßen: Tiere, die in der Lage sind, ausschließlich von Pflanzen zu leben, brauchen ihre proteinhaltigen Darmbakterien, die die Pflanzennahrung verdauen. Von diesen eiweißhaltigen Bakterien ernährt sich das „vegetarische lebende" Tier. Diese Tiere haben im Gegensatz zum Menschen sehr lange Gedärme, in denen die proteinliefernden Bakterien viel weiter vorn angesiedelt sind als im menschlichen Darm. Elefanten leben von ihren eigenen Darmbakterien, die die täglichen 400 Kilogramm pflanzliche Nahrung verdaut haben, um so kraftvoll zu sein. Denn weder die Elefanten noch die Kühe mit ihren vier Mägen leben vom gefressenen Gras, sondern vom „tierischen" Eiweiß ihrer Darmbakterien. Bakterien gehören zu den kleinsten Lebewesen der Welt. Vegetarisch lebende Tiere haben in ihrem langen Darm quasi ihre eigene „Viehzucht", um ihren Proteinbedarf zu decken.

Der komplexe menschliche Eiweißbedarf wird durch die Proteinquelle Fleisch von Säugetieren mit den darin enthaltenen verschiedenen Aminosäuren optimal gedeckt. Dem Prinzip der Genom-basierten Ernährung folgend:

Das Tierische dient dem Tier Mensch perfekt.
Gleiches heilt Gleiches.

FLEISCH – das wahre SUPERFOOD

KRAFTVOLL UND SCHLANK

Protein – der Baustein des Lebens.

Praktisch alles im Körper ist aus Protein, sprich Eiweiß, gebaut oder davon abhängig. Somit ist Protein mit seinen Grundbestandteilen, den 20 Aminosäuren, der wichtigste Stoff im Organismus. Das gilt für jeden Menschen, egal wo er geboren wurde oder welche Blutgruppe er hat. Makroskopisch besteht der Körper zu einem Fünftel aus Protein, außerdem aus Cholesterin und Wasser. Die Proteine sind der Hauptbestandteil der Zellen. Um die täglich zerfallenden Zellen optimal zu rekonstruieren, benötigt der Organismus mindestens 1 Gramm Protein pro Kilogramm Körpergewicht und Tag. Im Alter besser 1,5 Gramm. Bei notwendigem Muskelaufbau bis zu 2 Gramm.

70 Kilo Mensch = 70 bis 140 Gramm Eiweiß täglich!

Bei ausreichender Zufuhr von Eiweiß kräftigt sich Ihre Muskulatur, denn Ihre gute Figur wird vor allem in der Küche gemacht. Kommt dann noch Bewegung an der frischen Luft mit ein wenig Krafttraining hinzu, braucht es kein teures Sportstudio. Für die Entspannung zwischendurch sorgt ein simples Mittagsschläfchen. Das tut immer gut und sei es noch so kurz. Die Technik dafür brauchen Sie nicht zu lernen, das können Sie von Haus aus. Schlaf entsäuert Ihren Organismus tatsächlich.

Nach der Lebensmitte, ab ca. 45 Jahren, können Sie sich um Kopf und Kragen trainieren, es wird kein Muskelzuwachs erfolgen, wenn Sie nicht genug Protein essen. Und zwar vom richtigen Protein mit allen notwendigen Aminosäuren. Proteinshakes aus Molke oder Soja helfen im Alter erwiesenermaßen nicht.

Genug Protein und Fett gegessen – satt.

Eiweißreiches, fettes Essen sättigt zudem sehr gut. Darm und Gehirn kommunizieren perfekt über identische Cholecystokininrezeptoren (Gallenblasenbeweger-Aufnahmestellen): Ist der Protein- und Fettbedarf gestillt, sendet der Zwölffingerdarm ein Signal ans Gehirn: „Ich hab genug vom Richtigen – aufhören zu essen.“ Das Sättigungsgefühl stellt sich ein. Denn nur auf diese beiden Stoffe kommt es Ihrem Körper an. Zucker kann die Leber ohne Probleme aus Fett und Protein bilden. Im Übrigen ist Cholecystokinin im Gehirn für die Regulierung der Angstgefühle zuständig. Vielleicht wird deshalb auf den Philippinen traditionell fetter Schweinebauch gegessen, wenn etwas Schlimmes passiert. Das soll gegen die aufkommende Panik helfen. Könnte funktionieren.

Es ist nicht möglich, sich an kurz gebratenen, fetten Steaks zu überessen, im Gegensatz zu vielem anderem unserer Zivilisationsnahrung. Sie werden, egal wie alt Sie sind, belohnt mit einem gesunden, kraftvollen Körper, wenn Sie auf Zucker, Alkohol, stärkehaltige Kohlenhydrate, zu viele Milchprodukte und Pflanzenfette verzichten. Und das ohne zu hungern oder Ihre kostbare Muskulatur zu verlieren. Das richtige Protein fördert nicht nur Muskelwachstum und Kraft, es bedingt auch die Fettverbrennung und macht schlank. Das können Sie am eigenen Spiegelbild überprüfen. Zu beachten gilt, dass es gravierende Unterschiede gibt zwischen rohen und erhitzten Proteinen. Proteine, die erhitzt werden, verändern ihre Eigenschaften: Gegartes Eiweiß im Essen ist zwar per se nicht schädlich, hat aber nicht mehr dieselben Einflüsse auf den Hormon- und Nahrungsstoffwechsel wie rohes Eiweiß.

Sobald Eiweiß, auch das körpereigene, über 40 °C erhitzt wird, verändert es seine Struktur. Bei hohem Fieber über 42 °C stockt es, verklumpt und verstopft die Blutgefäße. Es ändert sein Wirkungsprofil. All die Aminosäuren, die zuvor Ihren Körper am Leben gehalten haben, können ihre Aufgaben nicht länger erfüllen. Sie transportieren nichts mehr, übermitteln keine Botschaften mehr und bauen nichts mehr ab oder auf. Bei Überhitzung durch hohes Fieber sterben Sie genau an den Proteinen, die Sie vorher zum Überleben brauchten.

Ein weiteres Beispiel: Behandeln Sie einen juckenden Insektenstich mit einem erhitzten Metallstück, so hört der Juckreiz sofort auf. Die Wärme hat die Eiweiße in der Schwellung deformiert und ihnen die Fähigkeit zur Übertragung des Juckreizes genommen.

Wichtige Wiegekontrolle

Wiegen Sie sich jeden Abend vor dem Schlafengehen, wirklich jeden Abend. Wiegen Sie sich jeden Morgen nach dem Gang zur Toilette, wirklich jeden Morgen.

Tagsüber wird Ihr Stoffwechsel vom Zucker regiert, dem Brennstoff für Kraft und Denken. Nachts wird Ihr Stoffwechsel vom Protein regiert, dem Baustoff für Zellen und Hormone. Die Wiegekontrolle zeigt Ihnen, ob beide Arbeitsprozesse optimal funktionieren. So lernen Sie Ihren Stoffwechsel kennen und zu steuern. Haben Sie abends nichts anderes als kurz gebratenes, fettes Fleisch von Säugetieren gegessen. mit zum Beispiel einer Scheibe Gurke, verlieren Sie über Nacht mindestens 1, eher 1,5 Kilogramm an Gewicht.

Gegenprobe: Essen Sie abends Vollkornspaghetti mit veganer Paste … uups, auf der Waage tun sich unschöne Dinge. Sie haben zugenommen, vor allem wenn Sie über 45 Jahre alt sind.

Die Stärke, sprich die Polysaccharide des Getreides, hat zugeschlagen und die nächtliche Wachstumshormonausschüttung und Fettverbrennung blockiert. Natürlich können Sie mit Kohlenhydratkonsum an Gewicht verlieren, aber nur um den Preis des Runterhungerns mit seinen fatalen Nebenwirkungen: Muskulaturverlust und vorzeitiges Altern – die Nachteile einer Kohlenhydratdiät.

Das Körperbild der kranken Schlanken

Die typische Kohlenhydratfigur können Sie bei den vegetarisch lebenden Indern erkennen: sehr dünne Arme und Beine mit wenig Muskulatur und bei Gewichtszunahme sofort ein dicker Bauch und trotzdem flacher Po. Ein ungesundes Körperschema, das die Inder in Sachen Diabetes und Herzinfarkt an die Weltspitze trägt. Die indische Ernährungswissenschaftlerin Veena Shatruga legte in einem Interview der „Grünen"-nahen Heinrich-Böll-Stiftung die Auswirkungen der auf Linsen, Getreide und Reis basierten kohlenhydratlastigen Ernährung dar: „Wir sind dünn, aber unser Körpergewebe besteht nur aus Fett." Unter der vegetarischen Mangelernährung leiden besonders die Armen, die sich die kostspieligen Milchprodukte nicht leisten können. Bluthochdruck, Herz-Kreislauf-Erkrankungen und Diabetes sind in Indien Volkskrankheiten quer durch alle Bevölkerungsschichten.

Jeder nimmt ab, wenn er weniger isst, als er verbraucht. Aber in welchem Zustand bleibt der ausgezehrte Körper zurück? Bei reduzierter Kalorienzufuhr ohne ausreichend Protein gibt es kaum

Gewichtsverlust an Körperfett. Ohne ausreichend Protein in der Nahrung findet keine Fettverbrennung statt, sondern nur Muskelzerfall.

Der Bauch bleibt und der Popo hängt. Ein fragwürdiger Erfolg.

Muskeln sind die Eiweißspeicher, Hormonmacher und Verbrennungsmotoren. Sie werden bei Proteinmangel angegriffen und ausgezehrt. Es kommt zu noch schnellerer Gewichtszunahme, wenn Sie wieder normal essen. Jeden Tag, an dem Sie Ihrem Körper das von ihm benötigte Proteinkontingent nicht liefern, baut er lebendige, kraftvolle Substanz ab. Wirklich jeden Tag. Zurück bleiben unterversorgtes, verfettetes Gewebe und ein müder, vorzeitig gealterter Mensch. „Schön und gesund" geht anders.

Milcheiweiß ist Masteiweiß

Es gibt eine Besonderheit unter den tierischen Proteinen: das Milcheiweiß. Es ist ein wasserbindendes Masteiweiß für Jungtiere. Die darin enthaltenen Wachstumshormone lassen z. B. Babys und Kälbchen schnell wachsen. Milch ist nicht für Erwachsene gedacht und wird weltweit oft schlecht vertragen. Die Hormone der Milch sorgen im Tierversuch regelhaft für das vorzeitige Altern der Tiere. Beim Menschen erhärtet sich dieser Verdacht ebenfalls. Auch Allergien und Krebs werden mit Milchprotein in Zusammenhang gebracht.

Ein weiterer Grund, die Finger vom Proteinshake zu lassen. Denn die Shakes sind zumeist aus Molkeprotein hergestellt und eignen sich vielleicht ab und zu als „Notnagel" zur Gewichtszunahme oder beim Training für den Muskelaufbau, aber sicher nicht als Dauerlösung für die tägliche Ernährung.

Die krebsfördernde Wirkung lässt sich anscheinend bei vergorenen Milchprodukten nicht mehr nachweisen. Trotzdem sollten Sie Milch, Käse und Milchprodukte nur löffelchen- und nicht literweise zu sich nehmen. Kuhmilch ist keine menschliche Muttermilch. Die Säuglingsnahrung eines anderen Tieres zu essen, ist nur akzeptabel, wenn es in geringem Maße geschieht. Quasi das, was das Kälbchen nicht benötigt und übriglässt. Alles andere ist unethisch, widernatürlich und steht dem Menschen nicht zu.

Fressen und Gefressen werden ist schiere Natur.

Das Fleisch der Kühe zu essen ist natürlich, denn der Mensch ist als Tier Teil der Nahrungskette und sollte ins Glied zurücktreten. Das wäre die richtige Ordnungsgröße für die menschliche Population: Es darf nur so viele Menschen geben, wie Tiere artgerecht für den menschlichen Verzehr gehalten werden können.

Vom Menschen gezüchtete Nahrung, wie die Stärke aus Gräsern, ermöglicht ihm absurde Vermehrungsquoten, schadet ihm aber auf Dauer. Das Isolieren und Verzehren von Pflanzenfett und Zucker dient ihm nicht. Besser, der Mensch lebt von dem, was die Natur ihm gibt, das bekommt ihm und dem Ökosystem am besten, hält ihn bei Kräften und lässt ihn langsamer altern.

Das „leibbildende" Hormon ist die Anti-Aging-Waffe schlechthin.

Somatotropin ist besser bekannt unter der Bezeichnung „Wachstumshormon". Hormone und ihre Auswirkungen auf den Körper sind der alles entscheidende und dennoch am meisten vernachlässigte Aspekt in den Ernährungsempfehlungen. Unter den Hormonen ist Somatotropin das Königshormon mit Regierungsqualitäten – es steuert Muskelaufbau und Fettabbau, beschleunigt Heilungsprozesse, stärkt Knochen, Knorpel, das Immunsystem und die Organgesundheit. Es sorgt für die Qualität von Haut, Haaren und Nägeln und verbessert die Sexualfunktionen. Dafür greift es regulierend in fast alle Stoffwechselprozesse Ihres Körpers ein. Zumindest dann, wenn Sie genug vom richtigen Protein geliefert haben. Hier wird die Schlacht um den Alterungsprozess geschlagen und gewonnen. Der Stoff, aus dem dieser hormonelle Traum gebildet wird, sind 191 Aminosäuren.

Zudem werden aus dem wirkungsvollen rohen, tierischen Eiweiß die Albumine gebildet. Das sind die Transportproteine, die Säuren aus dem Blut schaffen, um den Säure-Basen-Haushalt des Blutes zu regulieren. In der Leber wird aus dem rohen Fleischprotein Harnstoff gebildet. Nicht zu verwechseln mit Harnsäure. Harnstoff ist ein Wasserbinder, der die Nierenkapazität erhöht und die Nieren leistungsfähiger macht. Mit genug Protein im Blut entwässern Sie besser, entgiften besser, sehen besser aus und verlieren deutlich mehr und leichter an Gewicht.

Darmgesundheit, Dicksein und Depressionen hängen zusammen.

Zucker und stärkehaltige Kohlenhydrate lassen in der Darmflora Pilze und krankmachende Bakterien wachsen. Das beeinträchtigt die Verdauungsleistung und nimmt Einfluss auf die Psyche. Der Darm besitzt ein eigenes Nervensystem, dessen Anfang und Ende im Gehirn zu finden sind. Der Volksmund spricht auch hier die Wahrheit: „Der Vater der Traurigkeit sitzt im Darm."

Protein aus Fleisch mit roher Struktur und Fett, Häute und Sehnen liefern Ihnen neben dem optimalen Eiweiß auch noch die besten Ballaststoffe. Darmträgheit und Verstopfung können Sie vergessen. Genauso wie das Märchen von den „Schlacken" im Darm, die gibt es definitiv nicht. Teure, sinnlose Darmreinigungskuren können Sie sich sparen und Figurprobleme waren gestern.

Ab morgen: schlank, muskulös, kraftvoll

Essen enthält Botschaften und Gleiches dient Gleichem. Ausreichend gutes Protein in der Nahrung bedeutet genug Kraft im Leben. Kraft zu haben fühlt sich fantastisch an. Gemeint ist tatsächlich körperliche Kraft, basierend auf einer intakten Muskulatur. Tierisches Protein aus der rohen Struktur des Fleisches entwickelt menschliche Muskulatur optimal. Kraft ist wie eine körpereigene Droge. Es gibt kaum ein schöneres Gefühl, das Sie sich selbst verschaffen können. Kraft ist das Signal, positiv in den Tag zu gehen, Mut zu haben, Neues zu wagen, sich wach und lebendig zu fühlen. Zu Recht ist das neue Schönheitsideal der muskulös, schlanke Körper bei Frau und Mann.

Der Tanz um das magere „goldene Kalb" ist ausgetanzt. Was gut aussieht, fühlt sich auch gut an. Innen und außen. Subjektiv mag es stimmen, dass Sie so alt sind, wie Sie sich fühlen. Objektiv sind Sie so alt, wie Sie sich anfühlen.

Ein kraftvoller Körper fühlt sich sehr gut an, in jedem Alter.

LUST UND POTENZ

Ohne Hormone wären Sie womöglich eine Blume.

Denn Hormone bestimmen alles in Ihnen, nicht nur Ihren Nahrungsstoffwechsel, Ihre Rekonstruktion und Heilung – das Wachstum im Kindesalter, Schwangerschaft, Stillen, Wechseljahre, Altern – alles ist hormonell bedingt. Selbst die Lust auf Sex, Potenz und Orgasmusfähigkeit sind hormonell gesteuert. Hormone sind Botenstoffe, die mit allen Organen kommunizieren und nahezu alle Vorgänge im Körper beeinflussen. Hormone sind ein unglaublich wirkungsvolles Werkzeug. Und die richtige Nahrung hilft Ihnen dabei, eine effektive Hormonbildung zu unterstützen.

Protein sorgt für den Muskelaufbau und in Kombination mit Cholesterin für Ihren Hormonhaushalt. Ihre Sexualhormone Testosteron, Progesteron und Östrogen werden unter dem Einfluss von Somatotropin, dem Wachstumshormon, im Cholesterin der Zelle verstoffwechselt. Da lohnt es, beim Essen genauer hinzuschauen, anstatt immer nur sinnlos Kalorien zu zählen.

Große Säugetiere haben Lust und haben Sex.

Die Säugetiere werden schwanger, säugen ihre Nachkommen und bilden dafür die richtigen Stoffe aus. Die sind im Fleisch, Fett und Blut dieser Tiere zu finden. Die tierischen Fette enthalten in einem perfekten Verhältnis alle Fettsäuren, die Ihr Körper braucht: ungesättigte, gesättigte und alle essenziellen Fettsäuren. Nicht nur das Eiweiß der Tiere ist optimal für den Menschen, auch deren Fett. Besonders in den gesättigten Fettsäuren ist das vom Organismus so dringend benötigte Superfett Cholesterin enthalten. Es bildet die zweite tragende Säule des Organismus.

Cholesterin ist die Drehscheibe Ihres Hormonstoffwechsels.

Apropos gesättigte Fettsäuren: Die sind hierzulande als entsetzlich ungesund verschrien. Haben Sie sich schon einmal in der französischen Küche umgesehen? Der französische Speiseplan strotzt nur so vor gesättigten Fetten und Cholesterin.

„Die leichtesten Frauen Europas sind die Französinnen" titelte das NEON Magazin 2013. Bei so viel tierischem Fett im Essen sind die Französinnen folgerichtig die schlankesten Frauen Europas, und hübsch sind sie auch noch. Laut Kondomhersteller Durex haben die französischen Männer die größten Penisse und Frankreich rangiert weltweit stets ganz vorne, wenn es ums Liebe machen geht. Bei so viel Anmut, Lust und Genuss wundert es nicht, dass die lebensfrohen Franzosen Vegetarismus ablehnen und zusammen mit den langlebigen Spaniern in dieser Angelegenheit weltweit die letzten Plätze belegen[4].

Gott isst in Frankreich zu Recht fleisch-, fett- und cholesterinreich.

Er sollte nur nicht ganz so viel Rotwein zum fetten Essen trinken. In Frankreich zählt man die meisten Fälle von alkoholbedingter Leberzirrhose in der EU. Hach, immer diese Realität.

Cholesterin ist gut, besser, am besten

Neben vielen lebenswichtigen Aufgaben als Entzündungshemmer oder Unterdrücker von Autoimmunreaktionen ist Cholesterin auch das Pflaster für innere Blutungen. Es verstoffwechselt die Steroidhormone und die Sexualhormone Östrogen und Testosteron. Diese Hormone haben einen entscheidenden Anteil an Ihrer körperlichen Verfassung, Lebenskraft, Lust auf Sex und Ihre Potenz.

Bei Mann wie bei Frau ist es das Testosteron, das vitalisierend wirkt, den Stoffwechsel anschiebt und beschleunigt. Cholesterin wird vor allem nachts benötigt, wenn das „leibbildende" Hormon Somatotropin in jede Zelle Ihres Körpers ausgeschüttet wird. Durch Aktivierung der zelleigenen Sexualhormone vollbringt es sein Anti-Aging-Wunder. So werden etwa Wechseljahrbeschwerden und Muskelzerfall unterbunden.

Deshalb blutiges, fettes, kurz gebratenes Steak zum Abendessen, und zwar in tierischem Fett gebraten. Verwenden Sie keine Pflanzenfette! Diese können krebserregende Substanzen entwickeln, wenn sie hoch erhitzt werden. Anders bei Schweineschmalz und Rindertalg, die sind hitzestabil – ein weiterer der vielen Vorzüge des tierischen Fettes.

Die Taxis im Blut

Ein völlig unterschätzter Faktor im Stoffwechsel ist der Nährstofftransport, ohne den viele Prozesse gar nicht stattfinden. Nicht verbrauchte Kohlenhydrate werden von der Leber in Fett umgewandelt. Die Leber will diese Kohlenhydratfette unbedingt loswerden, da sie sonst verfettet. Das geht nur über das Blut. Da Blut eine wässrige

Lösung ist und Fette nicht wasserlöslich sind, brauchen sie für ihren Weg durch die Blutbahnen ein Transportmittel: die Lipoproteine. Die Leber stellt diese Transporter aus Aminosäuren selbst her. Sie ist bei der Fettverwertung auf ausreichend Protein in der Nahrung angewiesen. Wird zu wenig Protein gegessen, gibt es zu wenig Baumaterial für Transporter und somit ist kein ausreichender Abtransport für das Fett gewährleistet

Zu den Fetten gehören Tier- und Pflanzenfett, das im Mensch entstandene Fett aus umgewandelten Kohlenhydraten und Cholesterin sowie industriell erzeugte Transfette. Transfette sind chemisch gehärtete Pflanzenfette, wie zum Beispiel in Margarine. Sie fördern nachweislich Diabetes und Herzinfarkt.

Pflanzen können dem menschlichen, von Hormonen abhängigen Stoffwechsel mit ihrem Fett kaum dienen. Pflanzenfette mit ihren mehrfach ungesättigten Fettsäuren reagieren mit Sauerstoff und erzeugen oxidativen Stress, sprich, sie fördern Entzündungen im Körper. Das konnte durch eine Studie der Uni Münster belegt werden: „Pflanzenfette können das Herzinfarktrisiko erhöhen."[5]

Der Mensch ist de facto Tier und nicht Sonnenblume.

Pflanzliche Fette würden in der Menge, wie sie heutzutage konsumiert werden, niemals zur Verfügung stehen, hätte der Mensch sie nicht gezüchtet, angebaut, isoliert und produziert. Das Öl der Oliven, von Raps, der Weizenkeime, Sonnenblumenkerne und der Disteln würden Sie normalerweise nur als ganzen Samen im Verbund mit Proteinen und Fasern zu essen bekommen. Wenn Sie das überhaupt essen würden, was im Falle des giftigen Raps und der gallebitteren rohen Oliven die Frage ist. Weshalb sollte von Menschenhand künstlich erzeugtes Fett besser sein als das natürlich vorkommende tierische Fett?

Die Diskreditierung des Cholesterins durch Pharmalobby und Lebensmittelindustrie ist ein finsteres Kapitel. Die fetten Gewinne mit pflanzlichem Fett ließen die Industrie jede Verantwortung den Konsumenten gegenüber vergessen.

Tierisches Fett liefert im wahrsten Sinne des Wortes potente Kalorien. Essen Sie immer fettig, speziell beim Abnehmen. Das gilt vor allem für Frauen. Dann bleiben Haut und Haare schön und alles andere, was Frau so attraktiv macht. Genug Cholesterin – genug Sexualhormone.

***„Fettarme Diäten wurden von Frauen erfunden,
um die Konkurrenz auszuschalten."
Wie wahr...***

SCHÖN UND WIDERSTANDSFÄHIG

Hormone, Botschafter der Schönheit

Wenn es um Schönheit geht, geht es nicht ohne Hormone. Haut, Haare, Bindegewebe, Muskulatur, alle äußeren Zeichen von Schönheit werden hormonell angesteuert.

Die aus Aminosäuren gebildeten Hormone benachrichtigen die Organe, wie z. B. Leber oder Bauchspeicheldrüse, über die Bedürfnisse der gesamten Körperzellen. Und sie stimulieren die Funktionen der Drüsenorgane, wie Schilddrüse, Eierstöcke und Hoden, aus einem Befehlszentrum im Gehirn heraus. Sie regulieren somit die Organfunktionen, den Stoffwechsel, Zellaufbau, Zellabbau und Kraftzuwachs. Selbst Ihre Libido und Ihre Stimmung werden hormonell gesteuert, was jede menstruierende Frau mit den damit einhergehenden Hormon- und Stimmungsschwankungen bestätigen kann. Jedem Teenager sind die Hormonschübe anzumerken, die ihn ins Erwachsenendasein befördern. Pubertät ist ein Zustand, der, von außen betrachtet, zuweilen an Geistesgestörtheit erinnert. Kein Grund zur Sorge: Alles hormonell bedingt und beruhigt sich in der Regel wieder.

Bedingung dafür, dass alle Hormonnachrichten richtig produziert und überbracht werden, ist ein ausreichendes Proteinaufkommen im Blut. Um richtig verstoffwechselt zu werden ist für den hormonellen Nachrichtendienst ausreichend Cholesterin notwendig. Tierisches Eiweiß und tierisches Fett bilden mit ihrem ähnlichen Aufbau das lebendige Baumaterial für alle Strukturen und Prozesse im Körper.

Kohlenhydrate, zumal die stärkehaltigen, sind nur Zuckerbrennstoff, der von der Leber mit Mühe unter Umständen in Eiweiß umgebaut werden kann. Beim Zuviel dieser Polysaccharide wird unschönes, krank machendes Speicherfett in Form von gut sichtbarem Bauchfett und Schwimmringen um die Leibesmitte gebildet. Dieses viszerale Bauchfett, das sich im Inneren des Bauchraumes ansammelt, ist der Entzündungsverursacher und Krebstrigger Nummer 1. Wer von vielen Kohlenhydraten und zu wenig gutem Fett und Protein lebt, lebt auch von seiner eigenen muskulären Substanz. Eine Bilanz, die von Tag zu Tag schlechter wird. Definitiv ins Minus rutscht sie, wenn die Produktion der Sexualhormone in der Lebensmitte bei Mann und Frau abnimmt und die fruchtbare Phase zu Ende geht. Jetzt will der Körper sich nicht mehr selbst helfen. Der gealterte Mensch dient nicht mehr der Vermehrung. Der Leberstoffwechsel erlahmt und bildet immer weniger Proteine. Das ist durch Muskelabbau und Fettumverteilung am Körper von Mann und Frau deutlich zu erkennen.

Lernen Sie, das Hormone aktivierende tierische Fett mit anderen Augen zu sehen.

Hier liegt nicht der herbeigeredete Bösewicht auf Ihrem Teller, sondern der naturgegebene, perfekte Brennstoff für einen funktionierenden Hormonhaushalt. Vor allem Frauen profitieren von tierischem Fett und Eiweiß Sie bleiben länger fruchtbar, was an sich schon ein deutliches Signal der Natur ist.

Doch in vielen Kulturen werden Frauen immer noch von den Fleischtöpfen ferngehalten. Mann gesteht ihnen das Kohlenhydrat Mastfutter zu, das bei Frauen in jungen Jahren ausreicht, um Kinder zu gebären. Der Mann bekommt die proteinhaltige Kraftnahrung, die ihn zudem lange vital hält. Das liegt an den weltweit immer noch vorherrschenden patriarchalen Strukturen. Demnach ist es selbstverständlich, Jungs und Männer bei der Nahrungsverteilung zu bevorzugen. Religiös bedingt, essen Familien oft nach Geschlechtern getrennt. Nicht selten dürfen Frauen und Mädchen nur essen, was die Männer übrig lassen. Das sind die billigen Kohlenhydrate aus Stärke, wie Getreide, Reis, Mais, Kartoffeln.

Weeda Mehran (Heinrich Böll Stiftung) spricht am Beispiel von Afghanistan von „Ernährungsdiskriminierung von Frauen": Die Verweigerung des Zugangs zu Nahrungsmitteln ist eine Form der Gewalt gegen Frauen. Das ist kein rein afghanisches Problem. „Mangelernährung ist weiblich", befindet auch Carsta Neuenroth, Referentin für Gender bei „Brot für die Welt". Weltweit ist jede fünfte Frau, aber nur jeder zwölfte Mann mangelernährt. Diese Mangelernährung trifft zwei Milliarden Menschen und meint vor allem Proteinmangel. Zumeist leiden Frauen und Mädchen darunter. Sie sind durch Schwangerschaft, Stillen, Menstruation und harte körperliche Arbeit besonders auf die Inhaltsstoffe von Fleisch angewiesen. Mit seinem hoch funktionalen Protein, gesundem Fett, Eisen, B-Vitaminen, Selen, Folsäure und vielen weiteren Vitaminen ist es der perfekte Nährstofflieferant für die weibliche Gesundheit.

Hierzulande und heutzutage wird den Frauen Fleisch nicht mehr vorenthalten. Die Frauen wählen freiwillig den Weg der negativen Selbstdefinition.

Das Ideal der Luxus-Vegetarierin: Die unschuldig ätherische Elfe, die erhobenen Hauptes über den Niederungen der menschlichen Existenz schwebt.

Je nach Quelle sind zwei Drittel bis vier Fünftel der deutschen

Vegetarier weiblich. Kein Fleisch zu essen, ist für die meisten Vertreter*innen dieser Ernährungsphilosophie eine Abgrenzung von der „Normalbevölkerung“, umweht von einem Hauch exklusiver Moral. Man rettet angeblich sich selbst, die Tiere und das Klima. Bei genauerer Betrachtung eher ein Selbstwahrnehmungs- denn ein Weltretter-Konzept. Vor allem werden die „Unschuldigen“ profitabel von der Pharmaindustrie „gerettet“. Hier empfängt man die Blutarmut- und Vitaminmangel-Kandidatinnen mit offenen Armen. Denn Anämie, Mangel an Folsäure, Schwefel, Vitamin B12 und Eisen sind gängige Nebenwirkungen dieser Ernährung. Eindeutiger „Vorteil“:

Am Vegetarismus verdienen Agrochemie-Riesen und Lebensmittelindustrie vom Frühstücksmüsli bis zum (Vollkorn-)Abendbrot.

Indikator Körpergeruch

Definitiv trägt der Körpergeruch zur Schönheit bei. Und bei Proteinmangel verändert sich der Geruch des Schweißes unangenehm. Der Konsum von unverarbeitetem Fleisch mit roher Struktur zeigt sich unter anderem am Körpergeruch. Durch die perfekte Entsäuerung und Entgiftung wird der Eigengeruch angenehm. Er verliert die abstoßend riechende saure Schärfe.

Ein anschauliches Beispiel: Übler Körpergeruch tritt beim angeblich gesunden „Heilfasten“ auf. Tatsächlich sind es nicht die gar nicht existierenden Schlacken, die so übel riechen. Es ist das fehlende Protein, das die anfallenden Säuren nicht mehr abtransportieren kann. Wie Haie, die keine Nieren besitzen, müssen die Fastenden ihren Stoffwechselmüll durch die Haut ausschwitzen. Der Vorteil der Haie: im Wasser fällt der Gestank nicht auf. Ein weiterer Nachteil des nicht abtransportierten Säureüberschusses kann ein Gichtanfall des Fastenden sein.

Hundebesitzer wissen, wovon die Rede ist. Der Hund ist ein Beutefresser, wie der Mensch. Er profitiert sofort von der Umstellung von auf Getreide basiertem Trockenfutter auf artgerechte Ernährung mit unverarbeitetem Fleisch. Er stinkt nicht länger.

In Sachen Fell- bzw. Haarqualität sind Hunde ebenfalls ein gutes Beispiel. Fleisch- und fettreich ernährt, entwickeln sie ein wunderschön glänzendes Fell. Das ist eins zu eins auf den Menschen übertragbar. Haare bestehen beim Hund wie beim Menschen aus nichts anderem als Keratin, sprich Proteinketten. Fehlt das Protein, werden Haare weniger dicht, brechen leichter, sind stumpf und werden weniger lockig. Bei Hunden wird das Fell räudig. Steht leider auf keiner Wunderhaarkur: Tierisches rohes Eiweiß ist das Beste, was wirklich zu schönem Haar verhilft.

Das Protein Kollagen in Haut, Haar und Bindegewebe

Haut, Haar und Bindegewebe leiden im Alter extrem, wenn ein Mangel an tierischem Protein besteht. Die Haut bleibt nur dann prall und schön, wenn sie genug kollagene Fasern enthält, durch die sie stabilisiert und befeuchtet wird. Im Alter bildet die Haut immer weniger Kollagen. Die nachlassende Proteinproduktion der Leber unter dem schwindenden Einfluss der Sexualhormone spielt dabei eine maßgebliche Rolle. Wenn Sie jetzt nicht durch die Nahrung genug kollagenes Protein liefern, erschlafft die Haut vor der Zeit.

Schlechte Nachrichten für Pflanzenesser: Funktionales pflanzliches

Kollagen ist kaum zu finden. Pflanzen haben weder Haut noch Haar, geschweige denn Bindegewebe oder Gelenkknorpel. Warum also sollten sie Strukturen dafür ausbilden?

Essen Sie lieber alle Teile des Tieres, einschließlich seiner Sehnen, Faszien und Knorpel, indem Sie daraus und aus den Knochen eine kräftige Suppe kochen. Sie erhalten eine köstliche Fleischbrühe, die Sie regeneriert und schön macht. Wenn diese Suppe im Kühlschrank erkaltet, wird sie steif durch die kollagenen Strukturen und hyalinen Kristalle. Diese Brühe ist hoch gesättigt mit dem Besten, was Sie für Haut, Haar, Bindegewebe, Gelenke und Sehnen tun können. Nichts macht weibliche Brüste so schön wie eine gute kollagene Struktur. Essen Sie das Fett unbedingt mit, dass sich an der Oberfläche der Suppe sammelt. Es ist perfekt für Ihren Hormonhaushalt.

Häute, Sehnen, Faszien und Knorpel: Das sind die in Deutschland als Schlachtabfälle geschmähten Teile des Tieres. Von Skandaljournalisten gerne als „Gammelfleisch" tituliert. Als Pülverchen verpackt oder chemisch nachgebaut, sind das die Grundstoffe der viel gepriesenen Beauty-Kollagenkapseln. Diese werden vor allem von Frauen für schöne Haut gekauft. Selbstverständlich für sehr viel Geld, das jetzt die Pharmaindustrie verdient.

Schon Hildegard von Bingen und die Traditionelle Chinesische Medizin setzten diese Inhaltsstoffe ein, um erfolgreich Gelenkprobleme zu behandeln. Der schlecht informierte Skandaljournalismus hat Sie um ein natürliches, günstiges Schönheitselixier und Gelenkschmiermittel gebracht. Denn es sind im Prinzip dieselben Strukturen, die Ihnen Ihr Hautarzt oder Orthopäde für teures Geld unterspritzt, um die Haut aufzupolstern oder die Gelenke bei Arthrose neu zu schmieren. Es gilt: Gleiches für Gleiches. Gleiches nährt Gleiches.

Schicksal Cellulite?

Blockiert wird die Wirkung des Kollagens durch Zucker. Zudem zieht Zucker Wasser im Gewebe an. Nichts fördert Cellulite mehr als zuckerreiche Nahrung, speziell die stärkehaltigen Nahrungsmittel Getreide, Reis, Mais, Kartoffeln. Eine gestörte Kollagenbildung verursacht schlechtes Bindegewebe und wässrig aufgepumpte Zellstrukturen. Das Gute daran: Frau hat es selbst in der Hand, tierisches Protein und kollagenreich zu essen, und vor allem fettig. Das ist viel sinnvoller als von klebriger Stärke zu leben, die die Energie der Pflanzen ist.

Frauen zahlen für Proteinmangel einen besonders hohen Preis.

Während und nach der Menopause wäre es dringend notwendig, mit anabolem, tierischem Protein versorgt zu werden, damit Frau nicht unnötig Muskulatur verliert und zunimmt. Der weibliche Körper wird durch den niedrigeren Testosteronspiegel noch stärker umgebaut als der männliche. Das muss nicht sein.

Während und nach den Wechseljahren sorgt ein hoher Proteinkonsum dafür, dass die Muskulatur erhalten bleibt. Damit bleibt der Grundumsatz hoch und die Frau schlank. Die Haut ist straffer, die Haarfarbe bleibt länger erhalten und der Körper fest. Das ist nicht nur eine Frage der Optik. Intakte Muskulatur verdichtet die Knochen. Muskeln sind am Knochen befestigt und durch den Zug, den die Muskeln auf den Knochen bei Bewegung ausüben, verdichtet sich dieser. Das bewahrt die Frauen tatsächlich vor Osteoporose – und nicht der ständig empfohlene, aber nachweislich sinnlose

Milchkonsum[6]. Milchprodukte und Käse enthalten viel Phosphat, das entzieht dem Knochen Kalzium. Jede dritte Frau in Deutschland über 50 erleidet Osteoporose-bedingte Knochenbrüche. Laut Deutschem Ärzteblatt wird sich diese Zahl bis 2050 noch verdoppeln. Nicht nur körperlich ist eine gute Muskulatur ein Garant für Gesundheit.

Der komplexe Einfluss der Muskulatur auf den Organismus wird völlig unterschätzt.

Muskeln korrespondieren mit dem Immunsystem und gelten mittlerweile als Teil des Hormonsystems. Muskeln üben auch auf die Psyche einen entscheidenden Einfluss aus.

Ob mangelnde Muskulatur, zu wenig Cholesterin oder fehlendes Vitamin B12: Die Universitäten Hildesheim und Graz[7] stellten unabhängig voneinander fest, dass Vegetarier deutlich häufiger unter Depressionen und Angststörungen leiden. Dieser Umstand wird immer deutlicher, je länger die vegetarische Ernährung praktiziert wird. Das fanden Mediziner der University of Bristol und Neurowissenschaftler des National Institutes of Alkoholism bei Untersuchungen von 10000 Probanden heraus.

Pflanzen essen macht immer trauriger, je länger man Pflanzen isst.

Wen wundert´s. Es ist noch nicht einmal so, dass diese Traurigkeit belohnt wird. Vegetarische und vegane Ernährung verlängern das Leben nicht. Die Oxford Studie von 2016 mit 60000 Teilnehmern machte es deutlich:

„Keine Lebensverlängerung durch Vegetarismus".

Dies ist umso glaubhafter, als einige der Autoren selbst Mitglieder der englischen Vegetarier-Vereinigung waren. Blutarmut und Schwäche durch mangelnde Muskulatur, „unerklärliche" Bandscheibenvorfälle oder zunehmende Überempfindlichkeiten sind oft übersehene Nebenwirkungen, um nur einige zu nennen. Mag das schwach muskulöse „Rehbeinchen" in jungen Jahren noch ansehnlich sein – spätestens in der zweiten Lebenshälfte fordern unterdimensionierte Muskeln mit Gelenkbeschwerden, Hüft- und Kniearthrose und/oder Oberschenkelhalsbruch einen hohen Tribut. Ein Mangel an Muskulatur ist besonders bei Frauen ein Thema. Bei den über 50-Jährigen weist jede dritte Frau, aber nur jeder vierte Mann Arthrose auf.

Ganz zu schweigen vom zu schwachen weiblichen Beckenboden. Diese Muskelplatte hält die Organe der Frau im Bauchraum am Platz. Ein schwacher Beckenboden bedeutet weniger Spaß beim Sex, das ist kein Geheimnis. Der durch Proteinmangel geschwächte Muskel kann die benötigte Stabilität nicht mehr aufbringen, um das Gewicht der Gebärmutter zu tragen, die auf ihm lastet. Durch den Druck, den die Gebärmutter dann auf die Blase ausübt, kann bei der geringsten Belastung der Urin nicht mehr gehalten werden. Die Folge: Inkontinenz. Harninkontinenz ist laut Robert Koch Institut die häufigste chronische Krankheit bei deutschen Frauen – nicht schön.

Muskelschwund durch Eiweißmangel lässt sich im Alter selbst mit heftigstem Yoga nicht mehr zurechtturnen.

WUNDERDROGE WACHSTUMSHORMONE

Somatotropin, im Volksmund: Anti-Aging-Hormon – zu Recht.

Somatotropin ist ein entscheidendes, wenn nicht das entscheidende Steuerhormon Ihrer gesamten Verfassung. Auch HGH genannt, Human Growth Hormon, das Wachstumshormon. Es greift in nahezu alle Stoffwechselprozesse ein und ist eines der wichtigsten Hormone. Darum hat jede Zelle Ihres Körpers einen Rezeptor, sprich Empfänger für dieses Wunderhormon. Es stimuliert Ihr Wachstum im Kindesalter, schickt Sie in die Pubertät und sorgt für Zellrekonstruktion im Erwachsenenalter. Leider reduziert sich die Produktion des Wachstumshormons im Lauf des Lebens bei Mann und Frau stark, besonders nach dem vierten Lebensjahrzehnt. Mit 60 haben Sie nur noch 25 % des Hormonstatus eines 16-Jährigen im Blut. Sein Nachlassen ist ab der Lebensmitte für den allgemeinen hormonellen Niedergang verantwortlich.

Wunderdroge versus Wechseljahre

Die Wechseljahre führen bei Mann und Frau zu einem körperlichen Umbau durch den Niedergang der Sexualhormone Testosteron und Östrogen. Muskelverlust, Scheidentrockenheit, Libidoverlust, schrumpfendes Genitalgewebe, reduzierte Hautdicke, dünne oder ausfallende Haare und nachlassende Organleistung sind die Folgen. Mit Hormonpräparaten versuchen Betroffene, diesem Verfall entgegenzuwirken. Die Pharmaindustrie liefert aber nur unzureichenden Ersatz mit gravierenden Nebenwirkungen, wie Brustkrebs,

Herzklappendefekte, Diabetes, abnormes Wachstum von Körperteilen, tiefere Stimme oder psychische Veränderungen.

Pflänzchen in Tablettenform retten genauso wenig wie mit Wasserdampf angereicherte Milchzuckerkügelchen.

Ihr eigenes Somatotropin ist der Zauberstoff, der in jeder Zelle Wunder bewirkt.

Das körpereigene Somatotropin besteht aus 191 Aminosäuren und wird durch einen passgenauen Regulationsmechanismus von der Hypophyse im Gehirn ins Blut abgegeben. Dieses Hormon wirkt auf die zelleigene Hormonproduktion. Im Gegensatz dazu können sich chemische Nachbauten nicht an die individuellen körperlichen Gegebenheiten anpassen. Es kann die Fettumverteilung nach den Wechseljahren hemmen. Es stimuliert die zelleigene Produktion von Testosteron und Östrogen, die dann im Cholesterin der einzelnen Zellen verstoffwechselt werden. Es fördert den Muskelaufbau und den Fettabbau. Es beschleunigt auf diesem Wege den Nahrungsstoffwechsel und macht schlank. Zudem erhöht es die Widerstandsfähigkeit gegen Krankheiten. Ausreichend Sexualhormone im Blut sorgen für einen kraftvollen, wachen Körper, Lust und Spaß am Sex, weil alles gut versorgt und funktional ist. Es ist kein Geheimnis, dass in vielen Kulturen die Wechseljahre den Frauen kaum oder keine Beschwerden verursachen.

Frauen in der Menopause gelten oft als überspannt.

Dass sich diese „Psychoprobleme" durch eine veränderte Ernährung lösen lassen, kann jede Frau am eigenen Leib beobachten. Verzichten Sie tagsüber auf stärkehaltige Lebensmittel wie Brot, Getreideprodukte und selbst angemischte „Basenmüslis". Kein Reis, Mais, Kartoffeln, und seien sie noch so „bio". Essen Sie abends ein Stück kurz gebratenes rotes, fettes Fleisch mit roher Struktur ohne Beilagen und sei es vom Discounter. Drei Salatblätter oder vier Scheiben Gurke dazu und ausschließlich stilles Mineralwasser trinken. Resultat: Ihre Wechseljahrbeschwerden werden nahezu völlig verschwinden. Sie werden nicht zunehmen und keine kostbare Muskulatur verlieren. Weniger Hitzewallungen, keine Depressionen mehr. Ihr gesunder Hormonstatus bleibt erhalten. Das reichlich enthaltene Arginin ist Gefäß erweiternd und wirkt Scheidentrockenheit entgegen. Der organische Schwefel, der an das Protein gebunden ist, und Ihre intakte Muskulatur verhindern Osteoporose. Wie gesagt, das Märchen von den kalziumreichen Milchprodukten, die den Knochenabbau verhindern sollen, ist schon längst offensichtlich ohne Happy End zu Ende erzählt. Es sind überwiegend Frauen, die an der schmerzhaften Knochenauflösung Osteoporose leiden, denn sie haben von Natur aus wenig Testosteron. Bei den Männern trifft es diejenigen, die vom Hypogonadismus betroffen sind. Hypogonadismus bedeutet „kleine Hoden" mit wenig Testosteronproduktion.

Ergo: Wenig Wachstumshormone – viel Wechseljahrbeschwerden.

Wodurch entstehen Wachstumshormone?

Die in besonders hohem Maße in Fleisch enthaltene Aminosäure Tryptophan spielt bei der Entstehung des Wachstumshormons Somatotropin eine wichtige Rolle. Wie schon erwähnt, sind es die Proteine, die besonders nachts die Ausschüttung des Anti-Aging-Hormons anregen. Protein mit seinem Stickoxid sorgt für die Weitstellung der Gefäße und die optimale Aufnahme dieser Wunderdroge. Essen Sie besonders abends fettes Fleisch, dann verstoffwechselt das Cholesterin im tierischen Fett Ihre Hormone. Sie können das Ergebnis jeden Morgen bei einem Blick in den Spiegel oder auf der Waage überprüfen. Tun Sie alles, um sich diese natürliche, körpereigene Anti-Aging-Waffe zu verschaffen und vermeiden Sie alles, was deren Wirkung behindert. Ihre Hormone arbeiten für Sie, wenn Sie sich gut ernähren. Der Stoffwechsel beschleunigt sich, Fett und Kohlenhydrate verbrennen optimal. Wiegen Sie sich jeden Abend und jeden Morgen. Haben Sie das Richtige gegessen, verlieren Sie über Nacht massiv an Gewicht. Sämtliche Aussagen zur Ernährung können Sie durch Wiegekontrollen überprüfen.

Achtung: Ladehemmung!

Alkohol, Schlafmangel und zu viel Insulin hemmen die Ausschüttung des Anti-Aging-Hormons. Insulin ist der Stoff, der produziert wird, nachdem Sie Zucker oder Kohlenhydrate gegessen haben, was letztendlich dasselbe ist. Beides endet als „Blutzucker". Alle Kohlenhydrate werden zu Zucker abgebaut, selbst Gemüse und Obst. Die Polysaccharide (stärkehaltige Kohlenhydrate) in Müsli, Brot, Nudeln, Reis, allen (Vollkorn-)Getreideprodukten, Kartoffeln und Mais, sind das größte Übel. Diese provozieren als Vielfachzucker eine besonders lang andauernde Insulinausschüttung. Das Insulin muss die Zuckerflut aus den Blutgefäßen schaffen, da diese sonst verzuckern und verstopfen würden. Insulin als Gefäßhormon behindert das Wachstumshormon bei seiner Stoffwechselaktivität. Sie sehen, nicht nur Ihr Gebiss wird durch das vom Menschen gezüchtete Mastfutter geschädigt: Stärke hindert Sie sogar am Jungbleiben. Meiden Sie deshalb Polysaccharide weitestgehend in Ihrer täglichen Nahrung. Vor allem abends. Außer Zahnfäule, dickem Bauch, Zivilisationskrankheiten und vorzeitiger Alterung wird Ihnen gar nichts fehlen. Allabendlich ein leckeres, gesundes Stück Fleisch mit fast nix als Beilage –

Morgens aufstehen mit flachem Bauch,
fit sein, guten Sex gehabt.
Ihr perfekt funktionierender Stoffwechsel
hat es möglich gemacht.
Schönen Tag noch.

MASTFUTTER MIT NEBENWIRKUNGEN

Raufutter – Mastfutter

Tatsächlich wird das Säugetier Mensch durch die Proteine der Säugetiere perfekt ernährt, da diese Tiere artverwandt sind. Auch beim Futter gibt es Parallelen. Den Säugern, die dem vom Menschen gezüchteten Fraß ausgesetzt sind ergeht es ähnlich schlecht wie dem Erzeuger selbst. Die armen Milchkühe, die im Stall stehen müssen und mit Mastfutter wie Getreide, Mais und Soja gemästet werden haben sehr zu leiden. Sie müssen absurde Höchstleistungen bei der Milchproduktion erbringen. Durch Wenig-Fleisch-Verzehr und Vegetarismus ist die Bevölkerung immer mehr auf Milchprodukte und Käse als Vitamin-B12- und Proteinlieferanten angewiesen. Diese gigantischen Mengen Milch erzeugen nur Hochleistungskühe, die statt mit natürlichem Weidegras mit gezüchteten Grassamen, wie Getreide und Soja, gefüttert werden. Selbst der Magen der vegetarisch lebenden Kühe verkraftet das nicht. Es entsteht eine Pansenazidose. Der Kuhpansen als Vorratsmagen wird durch die Übersäuerung durch das nicht artgerechte, zuckerreiche, stärkehaltige Futter angegriffen und geradezu durchlöchert. Das Leaky-Gut-Syndrom, der Darmdurchbruch beim Menschen, ist das Äquivalent dazu.

Tier wie Mensch lebten ursprünglich vom „Raufutter", wie z. B. Gräser, Früchte, Blätter, Pflanzen, Pilze und nicht vom stärkehaltigen Mastfutter. Die Verdauung von Kuh, Schwein und Mensch ist nicht auf diese Masse an klebriger Stärke der Grassamen und Kartoffeln eingerichtet. Diese unnatürliche Ernährung verändert die Zusammensetzung des Körpergewebes. Bei den mit Stärke gefütterten Rindern und Schweinen gibt es weniger entzündungshemmende

Omega-3-Fettsäuren im Fettgewebe und nur halb so viel konjugierte Linolsäuren. Das hat Folgen, denn die Linolsäuren helfen beim Fettabbau und Muskelaufbau. Das Fleisch der Tiere wird dadurch wässrig, weniger schmackhaft und ihr Fett schneller ranzig. Der Mensch seinerseits verfettet und das in jeder Gewichtsklasse. Sein Körpergewebe hat bei dieser Ernährung zu wenig Muskelfleisch.

Warum Kunststoff, Spachtelmasse oder Kleber essen?

Maisstärke wird zu Recht als „Bio"-Kunststoff bejubelt. Es ist ganz einfach Klebstoff aus der Haushaltskartoffel herzustellen. Dazu findet man schöne Tutorials im Internet. Reis wurde als Mörtelzusatz zum Bau der Chinesischen Mauer verwendet, und weil er so schön klebt, steht die Mauer heute noch. Machen Sie einen Versuch mit den viel geliebten Nudeln. Nudeln ganz lange kochen, dann herausnehmen. Jetzt das Nudelwasser einkochen. Die Masse, die übrig bleibt, entspricht chemisch gesehen Tapetenkleister oder aufgelöstem ungebleichtem Klopapier. Guten Appetit.

Stärke bindet und versteift Flüssigkeiten. Daher finden sich Reis, Mais, Weizen und Kartoffeln in Soßenbindern, Wäschestärke, Pudding etc. Stärke macht nicht nur jede Flüssigkeit zäh, sondern auch das Wasser in Ihrem Körper. Davon gibt es genug. Essen Sie maximal einmal am Tag und nur bis mittags wenig stärkearme Kartoffeln, Kichererbsen, Linsen oder Reis. Aber niemals abends. Niemals.

Allererste Maßnahme bei Übergewicht: Weg mit dem Klebstoff!

Schluss mit „Sättigungsbeilagen". Vor allem Getreidemast macht krank, das betrifft jegliches Getreide, selbst die (Vollkorn-)Produkte, die daraus hergestellt werden oder damit verunreinigt sind: Brot, Nudeln, Pizza, Kuchen, Kekse, Müsli, bemehlte Pommes, Fertigsoßen, Joghurt, Wurst, Light-Produkte, vegetarischer Fleischersatz Seitan, Fertiggerichte mit Hefeextrakt, Bier, usw., usw. Sie schädigen damit potenziell Ihren Organismus auf vielfältige Weise. Meistens spüren Sie es schon direkt nach dem Verzehr von Getreideprodukten oder Bier, denn Ihr Bauch ist aufgebläht, obwohl Sie keine Zöliakie haben. Hautekzeme, undefinierbare Ausschläge, Abgeschlagenheit, häufige Darmstörungen mit Verstopfung und/oder Durchfall, oft mit der Diagnose „Reizdarm". Niedergeschlagenheit und Vergesslichkeit können Folgen des Getreidekonsums sein.

Besonders Weizen kann den Supergau auslösen.

Das Kleberprotein Gluten behindert die Aufnahme des wichtigsten aller Vitamine im Darm, das Vitamin B12. So kann es trotz Fleischkonsums zu einem B12-Mangel kommen, was zu Blutarmut und Nervenschwäche führt. Das im Gluten enthaltene Gliadin, ein Antinährstoff, bindet sich an die Zellstrukturen der Darmwand und entzündet diese. Gluten ist dafür verantwortlich, wenn die Darmwand dann durchbrochen wird: das Leaky-Gut-Syndrom. Je älter Sie werden, desto dünner wird Ihre Haut, auch die Darmhaut. Durch die perforierte Darmwand gelangen Abfall- und Fremdstoffe aus dem Darm in den Körper – unelegant ausgedrückt: Scheiße im Blut. Diese Ausscheidungsstoffe werden vom Immunsystem bekämpft, Autoimmunreaktionen wie Allergien sind eine mögliche Folge. Entzündungen und die Zerstörung der Zellen sind eine weitere Folge, zum Beispiel Hashimoto, eine Schilddrüsenerkrankung und Polyarthritis der Gelenke. Oft beides gemeinsam.

Getreide steht immer stärker im Verdacht, durch das von ihm verursachte Leaky-Gut-Syndrom Multiple Sklerose, Demenz, bestimmte Krebsarten, Rheuma, Schuppenflechte, Bindegewebsentzündung, Sarkoidose, Vitiligo (Weißflecken-Krankheit) und viele andere Autoimmunerkrankungen zu triggern. Selbst eine Schädigung des Herzmuskels durch eingedrungene Bakterien wird diskutiert. Im Gepäck des Klebers Gluten befindet sich die Substanz ATI. Damit schützt sich das Getreidekorn gegen Fressfeinde. Dieser Amylase-Trypsin-Inhibitor ist ein Proteinzerstörer, der die Verdauung von Schädlingen befällt und sie vernichtet. ATI wirkt auch im menschlichen Körper destruktiv, der Fressfeind Mensch besteht ebenfalls aus Proteinen.

Phytinsäure im Getreidekorn und in dessen Schale bindet Mineralien in Ihrem Verdauungstrakt die dann für Sie nicht mehr verwertbar sind.

Die „klebrigen" Kohlenhydrate des Getreides bilden das Klebebett am Zahnfleischsaum auf dem Bakterien wachsen, die Parodontitis erzeugen. Karies existiert erst, seit der Mensch Getreide anbaut. Streptococcus mutans, ein Kohlenhydrat verstoffwechselndes Bakterium, ist hauptverantwortlich für Karies.

Die Weizensensitivität in Deutschland nimmt zu.

> *„Es gibt eine nicht unbeträchtliche Anzahl von Patienten, die erhebliche Probleme durch Weizenkonsum haben und auch durch Weizen krank werden."*

19% der Bevölkerung würde vom Verzicht auf Weizen profitieren, erklärt Professor Schuppan von der Uniklinik Mainz[8]. Schuppan forscht seit Jahren zum Thema Weizen. Laut seinen Aussagen verstärkt Getreide Autoimmunreaktionen und Allergien, auch wenn Weizen nicht direkt der Auslöser ist. Dabei ist es egal, um welche Sorte, Züchtung oder Qualität es sich handelt. Getreide in den derzeit verzehrten Mengen ist grundsätzlich kein Nahrungsmittel für Menschen. Ganz einfach. Das zeigt sich an zerstörerischen Krankheitssymptomen die durch diese nicht artgerechte Nahrung hervorgerufen werden.

Das Leaky-Gut-Syndrom lässt sich nachweisen.

Reizdarmpatienten wurde in der Vergangenheit oft Hysterie oder Überspanntheit unterstellt. Mittlerweile ist die Medizin in der Diagnostik einen Schritt weiter. Durch das Injizieren von Getreide oder Soja in den Darm bei der Darmspiegelung konnten Ärzte den Nachweis erbringen, dass Reizdarmpatienten tatsächlich darauf reagierten.. Im „Gesundheitsmagazin Praxis" des RBB am 7. Juni 2017 wurde in einem Filmbeitrag gezeigt, wie sich das Darmgewebe mit den Fremdeiweißen von Weizen oder Soja vollsaugt. Das Immunsystem wehrt sich gegen die eindringenden Fremdstoffe und bildet Abwehrstrukturen, die das eigene Gewebe attackieren können. Daraufhin laufen Autoimmunreaktionen ab. Apropos Allergien und Autoimmunreaktionen. An dieser Stelle möchte ich noch einmal auf die unsinnige Verteufelung von Cholesterin und die schädigenden Auswirkungen des Cholesterinverzichts eingehen.

Cholesterin dämmt Autoimmunreaktionen!

Mit dem Verbot des tierischen Fettes und dem darin enthaltenen Cholesterin wurde gleichzeitig der körpereigene natürliche Allergieschutz abgeschafft. Dies betrifft wiederum in erster Linie die Frauen. Sie essen nur halb so viel Fleisch wie die Männer, ernähren sich fettarm und halten sich brav an die Empfehlung, besonders die tierischen Fette zu vermeiden. Jedes bisschen Fett am Fleisch wird schon beinahe hysterisch weggeschnipselt – mit deprimierendem Ergebnis. Verzicht auf tierisches Fett macht die Frauen kein Stück gesünder, im Gegenteil: Bei den Autoimmunerkrankungen, die vom Cholesterin im Zaum gehalten werden, schneiden sie besonders schlecht ab. Das Robert Koch Institut veröffentlichte 2017:

- Frauen erleiden 3,5-mal häufiger Rheuma als Männer.
- Frauen erleiden 4-mal häufiger rheumatoide Arthritis als Männer.
- Frauen erleiden 5-10-mal häufiger autoimmun bedingte Schilddrüsenerkrankungen.
- 39 % der Frauen und 27 % der Männer leiden an Allergien, Tendenz steigend.

Ausgerechnet die wenig-Fleisch-essenden Frauen sind am häufigsten von Rheuma betroffen. Die Schulmedizin will den Symptomen über den Weg der Entzündungshemmung durch Fleischverzicht beikommen. Womöglich wegen der Arachidonsäure im tierischen Fett. Womöglich, denn sicher ist man sich nicht. Das funktioniert vielleicht bei Wurstabstinenz, mit Betonung auf vielleicht. Unverarbeitetes Fleisch mit roher Struktur hat aber gerade bei Rheuma segensreiche Wirkungen. Denn Rheuma ist eine Autoimmunerkrankung und Cholesterin ist der Stoff, der die Autoimmunreaktionen unterdrückt.

Allergieschutz Muttermilch

Menschliche Muttermilch mit ihrem hohen Gehalt an gesättigtem Fett und dem hohen Cholesterinanteil ist ein wunderbarer Allergieschutz. Warum sollte das im weiteren Verlauf des Lebens anders sein? Warum sollten gesättigte tierische Fette und Cholesterin plötzlich schädlich sein?

Die explosionsartige Zunahme von Allergien in Deutschland lässt einen anderen Schluss zu: Getreidemast und zu viel nutzloses und entzündungsförderndes Pflanzenfett, im Gegenzug das Immunreaktionen unterdrückende Cholesterin verdammen und siehe da – die Autoimmunreaktionen nehmen ständig zu.

Interessant in diesem Zusammenhang: Die Allergieraten der ehemaligen DDR

Der Osten lieferte den eindeutigen Beweis dafür, dass Industrieabgase keine Allergien auslösen. Tatsächlich gab es kaum größere Dreckschleudern als die Industrie- und Chemiebetriebe der Ex-DDR. In der Abgasschleuse von Bitterfeld gab es keine Insekten mehr in den Gärten, alles vergiftet. Aber es traten herzlich wenig Allergien auf, wie die Kinderärztin Erika von Mutius 2015 der Badischen Zeitung berichtete. Es gab im Vergleich zur Bundesrepublik gerade mal halb so viele Betroffene.

Was es in der DDR ebenfalls nicht gab, war das irre gesunde Rapsöl. Das konnte man erst seit 1990 in der Produktion so entgiften, dass es der Mensch überhaupt verzehren kann. Insgesamt wurden deutlich weniger Pflanzenfette verwendet als im Westen. Schon gar nicht das angeblich so gesunde Olivenöl. Olivenbäume wuchsen nicht im Arbeiter- und Bauernstaat, so wenig wie in den sozialistischen Bruderstaaten. Im Osten briet man seine Kartoffeln in Schweineschmalz und buk den Stollen mit Rindertalg. Auch andere Gebäcksorten wurden mit tierischem Fett gebacken und viele Speisen mit Schmalz vom Schwein oder Talg vom Rind zubereitet. In der DDR kannte man das Märchen von den bösen gesättigten Fettsäuren und dem schlimmen, cholesterinhaltigen tierischen Fett nicht.

Die Allergieraten
schossen erst seit der Wiedervereinigung in die Höhe.

Die „Besserwessis" hatten den „Ossis" endlich beigebracht, was wirklich gesunde Ernährung ist, mit viel Müsli und Pflanzenöl und, igitt, weg mit rückständigem Schmalz und Talg.

Hier wird keine „No carb"- oder „Low carb"-Ernährung propagiert. Vor allem der weibliche Stoffwechsel scheint auf ausreichend Kohlenhydrate angewiesen zu sein. Und damit ist nicht das vom Menschen gezüchtete Mastfutter Stärke gemeint, sondern die Kohlenhydrate aus dem „Raufutter", wie Nüsse, Pilze, Gemüse und Obst. Das sind naturgegebene faserreiche Ballaststoffe, wie sie der Beutefresser Mensch ursprünglich vorgefunden hat. Diese Kohlenhydrate können Sie tagsüber essen, wobei das auf Zuckergehalt gezüchtete Obst nur einmal am Tag und dann am besten morgens, auf den Speiseplan gehört. Das hochgejubelte Obst, das definitiv vor gar nichts rettet, ist im Hinblick auf das Gebiss nicht unproblematisch. Schonen Sie Zähne und Zahnschmelz vor zu häufiger Fruchtzucker- und Fruchtsäureattacke. Keine Smoothies oder Fruchtsäfte mit hohem Fruchtzuckergehalt, denen hat man die Fasern zermahlen und somit den gebissreinigenden und speichelbildenden Effekt genommen. Warum Nahrung für Zahnlose? Typisch Mensch.

Und wenn Sie partout kein Gemüse mögen, dann eben nicht.

Essen Sie genug fettes Fleisch, Innereien und Blut und Sie werden überleben – ganz sicher. Das beweist der Blick auf die traditionell lebenden Massai, Samburu, Tibeter, Nenzen, Mongolen, Inuit etc. All diese Völker entwickelten sich und überlebten in extrem widriger Umwelt. Und das, obwohl es bei ihnen für Obst und Gemüse zu kalt, zu nass, zu trocken, zu karg, zu hoch, zu heiß, zu verschneit, zu steinig, zu sandig ist. Diese Naturvölker hatten noch nicht einmal Karies, wenn sie nur von Fleisch lebten und keine Kartoffeln, Getreideprodukte, Mais oder Reis aßen.

Die Märchen über angeblich krebsverhindernde Substanzen in Obst und Gemüse haben sich als echte Märchen erwiesen: „Keinerlei Beziehung, null Komma null", gibt es laut Rudolf Kaaks, dem Leiter des Deutschen Krebsforschungsinstituts, zwischen Früchte- und Gemüsekonsum und Krebsprävention.

Rettung durch Fruchtzucker?

Fruchtzucker macht trotz langsamerer Insulinprovokation superschnell superfett. Er schießt sofort in die Leberzellen ein und blockiert dort Fett- und Proteinstoffwechsel. Das hat die teuren, als „gesund" geltenden Diät-Fruchtzuckerprodukte für Diabetiker ins „Aus" geschossen. Das Wort „gesund" in der Werbung dürfen Sie gerne mit „gewinnträchtig" übersetzen. Selbst bei Nichtdiabetikern stellt sich bei hohem Konsum von Fruchtzucker oder vor allem bei industrieller Fructose zügig eine eingeschränkte Leberfunktion ein. Zudem erhöht Fruchtzucker die Harnsäure im Blut, da er ihre Ausscheidung hemmt.

Eine Fettleber durch zu viel Fruchtzucker, Kohlenhydratmast und Proteinmangel – jeder Vierte in Deutschland ist aktuell davon betroffen. Dazu braucht es keinen Alkohol. Frauen haben häufiger eine nichtalkoholische Fettleber als Männer. Denn sie leben besonders fleisch- und proteinarm und leiden am häufigsten unter Proteinmangel, einer Hauptursache der nichalkoholischen Fettleber.

Gemüse braucht Insulin

Wenn Sie mögen, essen Sie Gemüse gerne täglich, bevorzugt tagsüber. Halten Sie sich abends zurück und provozieren Sie keine übermäßige Insulinausschüttung. Der abendliche Salat rettet sicher nicht vor Gewichtszunahme, im Gegenteil. Denn Gemüse ist Kohlenhydrat und Kohlenhydrat ist Blutzucker und Blutzucker provoziert Insulin und Insulin blockiert den Fettabbau. Haushaltszucker, der sogenannte „Industriezucker", ist bei Licht betrachtet kein Gift, wie von Essens-Esoterikern gern behauptet wird, sondern „Gemüsezucker", denn er wird aus Zuckerrübensaft extrahiert. Ein schönes Beispiel dafür, was der Mensch nur durch den Isolationsprozess eines an sich harmlosen Stoffs anrichten kann. Es wäre unproblematisch die ganze Zuckerrübe zu essen, Sie hätten keine Freude daran, denn die Rübe schmeckt nicht. Der herausgelöste Zucker, zu häufig und in unnatürlich großen Mengen gegessen, richtet im Organismus Schaden an durch die hormonellen Prozesse die er in Gang setzt. Sie können die Richtigkeit dieser Aussage wieder einmal durch eine Wiegekontrolle selbst verifizieren:
Abends: Steak, stilles Wasser und viel Gemüse = weniger Gewichtsverlust
Abends: Steak, stilles Wasser und nur drei Scheibchen Gurke = viel mehr Gewichtsverlust

Die Insulinausschüttung durch viel Gemüse verursacht die verminderte Gewichtsabnahme. Das geschieht vor allem bei Wurzelgemüse, wie z. B. Karotten, Pastinaken, Rote Bete usw., besonders, wenn es gekocht wurde. Diese Tatsache ist speziell für Diabetiker von großer Bedeutung. Insulin blockiert Fettverbrennung und Wachstumshormonausschüttung, egal wodurch es angelockt wurde. Ob Möhre, Müsli, Bonbon, Vollkornkeks oder Bohnen, der Effekt ist immer derselbe – Insulinausschüttung.

Generell ist eine gewisse Skepsis angebracht, wenn man Nahrungsmittel nur dann essen kann, wenn man sie vorher gekocht hat. Ein gutes Beispiel sind Bohnen: Ungekocht sind sie giftig oder man muss sie fermentieren wie Soja, vergären oder verfaulen lassen. Jeder Eingriff in die natürliche Nahrungsfolge des Menschen hatte und hat negative Folgen. Wenn schon das Züchten von Gräsern und das Isolieren von Stoffen wie Zucker solche Gesundheitsdesaster anrichten, was steht uns dann mit genmanipulierten Pflanzen bevor?

Pflanzen essen ist zu wenig für Physis und Psyche.

MANGEL IM ÜBERFLUSS

Ein Apothekenbesuch. Sie springen einem sofort ins Auge: Massen an Nahrungsergänzungsmittelchen füllen die Regale hinter den meist freundlichen Apothekenhelfer*innen. Pillen, Shakes, Kügelchen, Pulver, Säfte, Kapseln, für alles und jeden ist etwas dabei.

An was mangelt es im Schlaraffenland Deutschland?

Offensichtlich an Protein, Eisen, B12, B6, B2, Folsäure, Biotin, Selen, Zink, Arginin, Schwefel, Gelatine und sonst noch so manchem. Mit dem Kauf entsprechender Produkte sollen Sie fit, wach, kraftvoll, lebendig, konzentriert, hübsch, widerstandsfähig und irgendwie gesünder werden. Sie brauchen all diese Mittelchen, um die Defizite, die Sie sich mit der propagierten „gesunden" Ernährung eingehandelt haben, für Unsummen wieder auszugleichen. Größte Skepsis ist angebracht. Die Wirkungen der Vitaminpillen und Nahrungsergänzungsmittel sind hoch umstritten, und in einigen Fällen wurde nachgewiesen, dass sie Krebs hervorrufen können. Selbstverständlich ohne Folgen für die Vermarktung – bei diesen Umsätzen.

Ein Beispiel: Die allseits beliebten, belebenden B-Vitamine, die man laut Werbung „auf Knopfdruck" aktivieren kann, fehlen besonders bei fleischarmer oder vegetarischer Kost. In einer Studie mit 70 000 Teilnehmern, durchgeführt von Dr. Brasky an der Ohio State University, zeigte sich, dass B-Vitamin-Präparate das Lungenkrebs-Risiko auch bei Nichtrauchern erhöhen[9].

Die Mangelzustände im überernährten Deutschland sind echt. Mangelernährung belastet das Gesundheitssystem mit jährlich 9 Milliarden Euro und beeinträchtigt die Lebensqualität spürbar.

B-Vitamindefizite drücken auf die Stimmung und machen die Betroffenen oft saft- und kraftlos. Blutarmut, psychische Erschöpfung bis hin zu Gangbildstörung sind Auswirkungen eines B-12-Mangels. Von Eisenmangel mit seinen „bleichen, ermüdenden" Begleiterscheinungen sind ca. 49 % der menstruierenden Frauen betroffen. Selen mit seinem hoch funktionalen Mechanismus für die Jodaufnahme in der Schilddrüse sollte keinesfalls fehlen. Geschätzte 70 % der Bevölkerung haben ein Selendefizit. Angeblich ein Problem, das durch die „ausgelaugten Böden" und die damit unterversorgten Pflanzen entstanden ist. Wahrheit auf den Tisch: Rindfleisch hat genug Selen, täglich ein Stück Fleisch, Problem beseitigt. Siehe da, Fleisch essen hilft sogar bei Jodmangel.

Gelenkbeschwerden schon in jungen Jahren durch aufgebrauchte Knorpelmasse gibt es hierzulande zuhauf. Jetzt soll Gelatinepulver aus Tierkollagen oder entsprechenden Mimetika helfen den Knorpelverschleiß aufzuhalten oder Knorpel neu aufzubauen. Knorpelschäden durch Arthrose werden vorangetrieben durch Proteinmangel, damit einhergehendem Schwefelmangel und der dadurch unterdimensionierten Muskulatur. Dieses häufig zu beobachtende Problem der schwachen Muskulatur führt im Alter oft zu Osteoporose mit nicht mehr endenden Schmerzen.

Alle Frauen sollen zudem in der Warteschleife zur Schwangerschaft Folsäure einnehmen. Folsäuremangel, gern in Kombination mit einem Mangel an Vitamin B12, hat drastische Folgen in der Schwangerschaft. Dazu gehören Müdigkeit durch Blutmangel, Depressionen bis hin zu Neuralrohrdefekten bei den Neugeborenen. Es treten Nervenleiden auf, wie zum Beispiel Funikuläre Myelose mit Lähmungserscheinungen und Symptomen, die der Multiplen Sklerose ähneln.

All dem können Sie ganz leicht entkommen, indem Sie jeden Tag ein schönes Stück Fleisch mit roher Struktur essen. Denn Fleisch und Leber sind die Lieferanten Nummer 1 für all die genannten Stoffe. Auf den Umverpackungen jedes einzelnen der teuren Nahrungsergänzungsmittelchen müsste stehen:

„In Echt wäre ich gerne ein richtiges Steak geworden"

Warum werde ich über die Jahre immer dicker, obwohl ich mich immer gleich ernähre?

Diese und ähnliche Fragen haben Sie schon zig Ratgeber lesen lassen, in die Apotheke oder zum Arzt getrieben.

- Warum kann ich nicht abnehmen, obwohl ich abends nur Gemüsereis esse?
- Warum bekomme ich einen Bauch, obwohl ich sehr dünn bin?
- Warum bin ich ständig schlapp, obwohl ich mich „gesund" ernähre?
- Warum habe ich hohe Harnsäurewerte, obwohl ich vegan esse?
- Warum habe ich Rheuma, obwohl ich mich fettarm ernähre?
- Warum bekomme ich immer mehr Allergien, obwohl ich achtsam bin?
- Warum habe ich eine Fettleber, obwohl ich keinen Alkohol trinke?
- Warum bekomme ich Diabetes, obwohl ich vegetarisch lebe?

Diese und viele andere Fragen können Sie sich selbst beantworten, wenn Sie den eigenen Stoffwechsel verstehen. Ein schöner

Nebeneffekt: Sie sind dann nicht mehr den fragwürdigen Ernährungsempfehlungen ausgeliefert, mit denen Sie tagtäglich konfrontiert werden.

Es ist den schlecht bezahlten Journalisten nicht zu verdenken, dass sie einfach abschreiben, was irgendwo an Studien kursiert. Wer hat diese Studien finanziert? Natürlich die Wirtschaft, egal ob Medizin-, Lebensmittel-, Chemie-, Pharma- oder Agrarindustrie. Es sind interessengelenkte Studien, denn ansonsten wird nicht finanziert. Das eigene Produkt ist irgendwie super, andernfalls wird das Ergebnis nicht preisgegeben. In der Presse wird dann je nach persönlicher Ausrichtung des Autors in entsprechenden Ernährungsstudien nach ein paar Schlagzeilen gefischt. Zur Not werden mehrere fragwürdigen Studien zusammengerührt, um der gewünschten Aussage mehr Gewicht zu verleihen. Wirklich einordnen, was da bewertet wurde, kann kaum ein Journalist. Da sind leider meist schon die deutschen Mediziner überfragt. Bezahlt wird die journalistische Leistung nach gedruckter Zeile und nicht nach Qualität der Information.

An unverarbeitetem rotem Fleisch wird zu wenig verdient.

Rotes Fleisch ist das am aufwendigsten zu produzierende Lebensmittel. Kommt es frisch und unverarbeitet in den Handel, ist die Gewinnspanne sehr gering. Das ist der Grund, weshalb es nicht eine einzige Studie gibt, in der getestet wurde, wie sich das tägliche Stück unverarbeitetes Fleisch mit roher Struktur positiv auf den Menschen auswirkt. Stattdessen wird zu teuren verarbeiteten pflanzlichen Produkten geraten, mit denen bei genauer Betrachtung eine gesunde Ernährung bis ins Alter kaum möglich ist. Garantiert ist hingegen die hohe Gewinnspanne für die Lebensmittelindustrie.

Wie geht 80 bis 120 Gramm Eiweiß täglich, vor allem im Alter, ohne Fleisch zu essen?

Wie geht Freiland-Biogemüse, grün und bunt, ganz frisch, aber regional, saisonal und das für alle Menschen, überall und das ganze Jahr über? Wie geht jede Menge teuren Fisch essen als Proteinersatz für alle, ohne die Fischbestände zu ruinieren – und wer kann sich das leisten? Wie geht viel Joghurt und „klimaneutralen" Käse essen, aber kein tierisches Eiweiß? Wie geht pflanzliches Eiweiß essen mit täglich Hülsenfrüchten, Soja und Bohnen, ohne von den Purinsäuren Gichtattacken zu bekommen? Obendrein sich und seinen Mitmenschen mit der Pupserei das Leben schwer zu machen und das Klima zu schädigen? Wie geht ständig Stärke essen in Form von Müsli, Brot, Nudeln, Reis, Mais, Kartoffeln, ohne fett zu werden? Wie soll Frau genug Eiweiß, Vitamine A, E, Folsäure, Schwefel, Selen, Eisen, Vitamin B12, B6, B2 zu sich nehmen, wenn sie nur Vollkornprodukte und Magermilchjoghurt zu sich nimmt? Und das täglich, bei nur 1500 Kalorien. Mehr dürfen es im Alter nicht sein, sonst droht das böse, böse Übergewicht, vor allem am Bauch. Und Bauchfett ist tatsächlich der Krebsauslöser Nummer 1. Wie an der deutschen Bevölkerung deutlich zu erkennen ist – geht es gar nicht.

Verstehen Sie Ihren Körper und seine Mechanismen im Stoffwechsel.

Dann wird Ihnen sofort klar, dass der wichtigste Aspekt in Sachen Stoffwechsel nicht das Kalorienzählen ist, sondern die Hormone. Das spüren Sie im Laufe Ihres Lebens selbst. Die Hormonaktivität verändert sich ständig und das verändert Sie ständig. Das ist es, was Sie vom Kind zum Erwachsenen werden lässt und vom Erwachsenen zum älteren Menschen. Hier findet sich der Schlüssel um krank machendes Übergewicht zu bekämpfen. Hier müssen Sie eingreifen, wenn Sie gesund und kraftvoll alt werden wollen. Irgendwie „dünn sein" und mangelernährt war gestern.

Heute ist kraftvoll, schlank und widerstandsfähig – ein Leben lang.

STOFFWECHSEL

WIE SIE WERDEN, WAS SIE ESSEN

Protein, aus dem Griechischen: proteuo; „ich nehme den ersten Platz ein"

Solange das Essen noch vor Ihnen steht, mögen philosophische oder religiöse Theorien zu diesem Thema statthaft sein. Aber sobald Sie gegessen haben, ist Schluss mit Fühlen, Glauben, Hoffen und Meinen. Jetzt übernimmt Ihr Stoffwechsel, da herrschen Physik und Chemie über die biologischen Prozesse. Es geht um den realen Bedarf Ihres Körpers.

Protein, umgangssprachlich als Eiweiß bezeichnet, und seine Bestandteile, die Aminosäuren, sind die Bausteine jeden Lebens. Anhand seiner Aufnahme, Entstehung und Verwertung im Körper lässt sich die Funktion Ihres Stoffwechsels sehr gut nachvollziehen. Ohne Protein hätten Sie keine Muskeln, Sehnen, Gelenke, Bindegewebe, Haut und Haare, keine Immunabwehr, keine Transportzellen im Blut, keine Enzyme für Fettverdauung und andere Stoffwechselprozesse, es gäbe keine Hormone, keine DNA, unabhängig von Blutgruppe oder Herkunft.

Ohne Protein gäbe es Sie nicht und auch kein anderes Lebewesen.

Ihr Körper besteht im Wesentlichen aus Eiweiß, Cholesterin und Wasser. Wobei den Proteinen und deren kleinsten Bestandteilen, den Aminosäuren, als Grundbaustoff all Ihrer Zellen und Gewebe eine herausragende Bedeutung zukommt. Denn nur Aminosäuren enthalten Stickstoff und alles lebende Zellmaterial braucht Stickstoff zur Steuerung seines Stoffwechsels und für den täglichen Zellaufbau. Wasserstoffbrücken zwischen Sauerstoff und Stickstoff lassen die Aminosäuren zu komplizierten Proteingebilden heranwachsen. Die formen sich je nach Einsatzgebiet unterschiedlich aus. So sind Proteine für Haare kettenförmig und jene für die Blutkörperchen kugelig. Stickstoff befähigt die Proteingebilde, Transportfahrzeuge zu formen, Ionenpumpen, Katalysatoren, Blutpuffer, Abwehrstoffe und Kommunikationssystem zu sein. Kein anderer Stoff in Ihrem Körper hat dieses Potential. Und zur Not verbrennt ihr Körper Protein genau wie Fett und Zucker.

Aus welchen Nahrungsmitteln kommt genug vom richtigen Eiweiß?

Das ist die alles entscheidende Frage in Sachen gesunder Ernährung. Alle Ernährungsempfehlungen müssen diese Frage zuerst beantworten. Nicht die Kalorien – das Protein ist der zentrale Punkt im Stoffwechsel und bei der Organgesundheit.

Mit zunehmendem Alter wird dieser Aspekt immer drängender. Ihr Organismus erstellt jeden Tag eine Kopie von Ihnen, wirklich jeden Tag. Innerhalb von 24 Stunden kopieren Sie sich selbst – Zellen zerfallen, neue entstehen, Sie reparieren und heilen sich. Essen bedeutet nicht, Ernährungsphilosophien zu praktizieren, sondern täglich all die unterschiedlichen Strukturen in Ihnen zu ernähren. Es wird leider allzu oft vergessen, dass Haare, Haut, Knochen,

Gelenke, Muskeln, Bindegewebe und Organe perfekt rekonstruiert sein wollen. Stellen Sie nicht genug Proteine oder nicht die richtigen zur Verfügung, schleichen sich unnötige Fehler ein und in Ihrer Kopie entstehen Lücken. Sie verlieren in der Folge an Energie und Leistungsfähigkeit. Kurz, Sie verlieren wertvolle Substanz und Kraft und altern vorzeitig. Im schlimmsten Fall werden Sie krank. Doch wie kommen die wichtigen Baustoffe in die Zellen und wer koordiniert den Aufbau, sodass Sie werden, was Sie essen? Denn tatsächlich:

„Der Mensch ist, was er isst."

DER KÖRPER, EINE ENDLOSE BAUSTELLE

Der alles entscheidende Chef sitzt im Gehirn.

Wie bei jeder Baustelle gibt es auch auf der Baustelle Mensch einen Auftraggeber mit Befehlsgewalt. Der arbeitet mit einer Baufirma zusammen, die die Planungshoheit hat. Eine Bauleitung, die die Beschaffung von Material koordiniert, gibt es genauso wie eine Fabrik für die Herstellung der Baustoffe. Es sind viele Transportfahrzeuge im Einsatz. Und wie im realen Leben wird dringend eine Müllentsorgungsanlage gebraucht. Alle Stellen sind durch ein Kommunikationsnetz miteinander verbunden.

Der Auftraggeber der Baustelle Mensch ist der Thalamus, auch „Sehhügel" genannt. Er hat im wahrsten Sinne den Überblick. Der Thalamus ist das Tor zum menschlichen Bewusstsein, da er sich im Zwischenhirn nah an den Hör- und Sehnerven befindet. Er registriert nicht nur Bilder und Geräusche, sondern nimmt auch körperliche Befindlichkeiten und Gefühle wahr. Den Thalamus sollten Sie sich merken, am Ende der Proteingeschichte wird er Ihnen zum guten Sex verhelfen. Er erteilt Anweisungen, indem er vom Gehirn aus Hormonbotschaften durch das Blut zu den Organen schickt, um ihnen mitzuteilen, was sie zu tun haben. Ohne ihn und seine hormonellen Befehle geht im Körper gar nichts. Dieser mächtige Chef sitzt im Gehirn wie in einer Schaltzentrale und entscheidet, an welche Stellen im Gehirn die eintreffenden Informationen aus der Körperwelt weitergeleitet werden. Über die Hormone regelt er auch Gefühle, Muskelaktionen, Gefäßerweiterungen oder die Sprache. Jede Kommunikation im Körper wird über Hormone geregelt.

Die Leber: Stoffwechsel-Drehscheibe und Baustofffabrik

Das alles entscheidende Organ für Ihren Stoffwechsel ist jedoch Ihre Leber. Sie ist mit bis zu 2 Kilogramm Gewicht das größte Organ in Ihrem Körper. Und mit über 500 Aufgaben ist die Leber auch das wichtigste Organ. Sie entgiftet und analysiert täglich 2000 Liter Blut, gewinnt daraus z. B. Vitamin B12 und andere wichtige Stoffe und speichert diese. Die Leber ist an der Hormonbildung beteiligt. Sie unterstützt das Immunsystem und regelt die Blutgerinnung. In dem Citratzyklus der 200-300 Milliarden Leberzellen findet sich die Drehscheibe des Stoffwechsels. Die Leber bildet hier aus allem was Sie gegessen haben die benötigten Nährstoffe Zucker, Cholesterin und Proteine. Mit hochkomplexen, enzymgesteuerten Abläufen garantiert sie Ihr Überleben in ernährungsbedingten Notsituationen. Wenn Sie jung sind, funktioniert das besser, nach der Lebensmitte in Sachen Protein immer schlechter. Besagte Sexualhormone spielen hier eine große Rolle.

Zudem behindern Vergiftungen die Baustofffabrik bei der Arbeit. Stoffwechselgifte, wie Alkohol, Schimmel, Medikamente oder Drogen, blockieren die Nährstoffproduktion und Aufräumarbeiten in der Leber. Auch unverwertbare Nahrungsmittelzusätze wie Konservierungsstoffe, künstliche Aromen, Farbstoffe, Feuchthaltemittel, Homogenisierer, Transfette, Starterkulturen, Emulgatoren, Geschmacksverstärker, industrieller Fruchtzucker und zu oft zu viele Kohlenhydrate sind kontraproduktiv. Ihre Leber ist dann nicht mehr in der Lage, Ihnen genug gutes Baumaterial in Form von passenden Aminosäuren zur Verfügung zu stellen. Vieles von dem, womit die Leber nicht mehr fertig wird, lagert sie in sich selbst ein und verfettet. Vor allem, wenn Proteinmangel hinzukommt.

Protein- und Fettstoffwechsel bedingen sich gegenseitig.

Proteine bilden die Transporter, die die Fette aus der Leber schaffen, und das Organ reinigen. Alkohol blockiert die Proteinbildung und führt zur Fettleber, die in eine Leberzirrhose übergehen kann. Den gleichen Effekt hat der selbst herbeigeführte Proteinmangel: die nichtalkoholische Fettleber mit lahmendem Stoffwechsel entsteht.

Der Kopf organisiert den Körper – In Kürze:

- Damit der Mensch auf seine Empfindungen die richtigen Reaktionen liefert, gibt der Chef Thalamus im Gehirn Befehle an seine „Baufirma", den Hypothalamus im Zwischenhirn.
- Der Hypothalamus soll jetzt die entsprechenden Hormone produzieren lassen.
- Der Hypothalamus gibt die passenden Produktionsbefehle weiter an die „Baustellenleitung", die Hirnanhangdrüse.
- Die Hirnanhangdrüse (Hypophyse) braucht verschiedene „Baumaterialien", die Aminosäuren des Proteins, um Hormone herzustellen. Dazu misst sie das Eiweißaufkommen im Blut. Sie kann dann je nach vorhandenen Aminosäuren Hormone bilden und diese ausschütten.
- Die passenden Hormone der Hypophyse werden über das Blut an Schilddrüse, Sexualorgane, Nieren und Haut gesandt.
- Damit überhaupt genug Aminosäuren-„Baumaterial" im Blut vorhanden ist, aus denen die Hypophyse Hormone bauen kann, gibt es die Leber. Sie sorgt für die Proteinproduktion aus den Bestandteilen der Nahrung. Die so gewonnenen Aminosäuren stehen jetzt als Hormonbausteine zur Verfügung.

- Die Proteine, die die Leber produziert hat, werden auf „Lkws" verladen.
- Das sind die Transporteiweiße, große Proteine des Typs Albumine. Ebenfalls über die Blutbahnen erfolgt der Transport der „Lebensbausteine" zu den „Baustellen" in Zellen und Gewebe. Dort werden sie eingebaut und verbraucht.
- Wie bei jeder Baustelle entstehen auch bei den Stoffwechselvorgängen Abfallprodukte in Form von Säuren oder CO_2.
- Die Transportproteine bringen diesen „Müll" zu den Nieren oder in die Lunge:
- Der Säuremüll wird mit dem Urin über die Nieren entsorgt.
- Die roten Blutkörperchen bringen das CO_2, das beim Sauerstoffverbrauch im Gewebe entsteht, zur Lunge.
- Die Lunge tauscht es gegen Sauerstoff und atmet es aus.

Das anfallende CO_2 bildet den Atemimpuls und lässt den Menschen atmen, nicht der Sauerstoffbedarf, wie man vermuten könnte. Aus diesem Grund tut der Mittagsschlaf so gut: Zeit, um in aller Ruhe säureerzeugenden Stress „abzuatmen".

… und jetzt auf Ihre Baustelle:

Es ist Nacht, Sie haben optimal zu Abend gegessen. Es gab kurz gebratenes Steak, blutig, fettig, lecker. Das Steak am liebsten innen blutig, damit die kostbaren Nährstoffe voll erhalten bleiben. Je roher, desto besser. Ihre Mahlzeit ist in ihre Bestandteile zerlegt und soweit verdaut. Die im Fleisch üppig enthaltenen anabolen, sprich körperaufbauenden Proteine, zirkulieren mit dem Blut in Ihrem Organismus. Auf diesem Weg kommen sie an der Hypophyse im Gehirn vorbei. Die Hypophyse misst mit ihren Rezeptoren das Aufkommen der Aminosäuren in Ihrem Blut. Damit kann sie je nach Ihrem Fühlen und Handeln Befehls- und Wachstumshormone bilden. Die Befehle, die diese Hormone transportieren, gehen jetzt an Ihre Sexualorgane, an Haut, Nieren und Schilddrüse. Sie regeln die Funktion dieser Organe und sind deshalb auch für Ihren Stoffwechsel von größter Wichtigkeit. Vor allem dem Anti-Aging-Hormon Somatotropin kommt für Ihre Vitalität, Kraft und Regeneration eine immense Bedeutung zu.

Das war der Idealfall: Sie haben genug vom richtigen Eiweiß zu Abend gegessen, deshalb genug Protein im Blut, perfekt versorgte Organe, einen guten Hormonspiegel, optimale Stoffwechselvorgänge. Schön wär's. Leider gibt es wieder mal nur Vollkornspaghetti mit Sonnenblumenkernpaste zum Abendessen. Oder Mischbrot mit Diätmargarine und Gurke. Oder Grünkernbratling mit Spinat und Kartoffeln. Oder Reis mit Tomaten. Halb so schlimm. Bis zur Lebensmitte lässt ihr Stoffwechsel Sie nicht im Stich.

Solange Sie noch vermehrungsfähig sind, ist das Leben gnädig.

Spaghetti, Brot und Grünkernbratling bestehen aus Getreide, sind also genau wie Kartoffeln und Reis Polysaccharide, sprich klebrige Stärke, also Vielfachzucker. Ob mit oder ohne Schale drum herum. Spinat, Gurke und Tomaten sind Kohlenhydrate, final Zucker, Wasser und unverdaulicher Ballaststoffanteil. Über die Belästigung Ihres Organismus durch Transfette und andere Inhaltsstoffe aus der Diätmargarine unterhalten wir uns ein anderes Mal. Und die Sonnenblumenkerne, aus denen die Paste hergestellt wird, bestehen aus mehrfach ungesättigten Fettsäuren, ein bisschen Eiweiß und ebenfalls Kohlenhydraten, also Pflanzenfett und Zucker. Sie sehen: an Zucker überhaupt kein Mangel. Fett, na gut, ein wenig und nicht unbedingt das Richtige.

Und der Baustein des Lebens, das Protein – das Wichtigste? Das hätten Sie in den letzten zehn Minuten dringend gebraucht, um 120 Millionen rote Blutkörperchen herzustellen, die aus vier Eiweißmolekülen und Eisen bestehen. Damit Ihr Herzmuskel kräftig schlägt und die Atemmuskulatur arbeitet. Um Transporteiweiße zu bauen, die Ihren Harnsäuremüll abtransportieren und Ihr Fett verstoffwechseln. Nur, woher nehmen, wenn Sie nicht genug geliefert haben? Da hilft nur noch Ihre Leber.

Angenommen, Sie sind noch keine 50 Jahre alt.

Ihre Leber ist noch nicht verfettet und Sie haben noch genug Sexualhormone im Blut. Unter Einfluss vor allem von Testosteron produziert Ihre Leber ausreichend Aminosäuren und baut daraus Proteine. Genauer gesagt faltet sie Proteine, denn das sind dreidimensionale Gebilde. Die Produktion richtet sich ganz nach Ihrem körperlichen Bedarf. Dieser Bedarf wird an vielen Stellen des Körpers ausgelöst, etwa durch geleistete Muskelarbeit oder defekte Zellen. Diese Zellen senden durch Enzyme Signale aus, dass sie Baumaterial benötigen. Doch nicht nur Ihre zerfallenden Zellen, auch Ihr Immunsystem fordert Hilfe an. Zudem werden Verdauungswerkzeuge dringend gebraucht. Die Säuretransporter fehlen, Hormone müssen gebildet werden. Das alles wird aus den Proteinen gebaut, die die Leber mithilfe ihrer speziellen Enzyme hergestellt hat.

Aufgeladen auf die großen Transporteiweiße, gelangt Ihr korrekt gefalteter Proteinbaustein an seine Baustellen, z. B. eine Ihrer alterungsbedingt ständig zerfallenden Zellen. Sie wird jetzt durch frisch geliefertes, passgenaues Protein und Cholesterin aus der Leber ersetzt. Genug Protein, perfekte Rekonstruktion. Sie renovieren sich selbst. Dasselbe passiert, wenn Sie sich verletzt haben oder krankheitsbedingten Zellzerfall ersetzen müssen. Genug vom richtigen Protein bedeutet schnelle Regeneration. Sie heilen sich selbst – nichts und niemand sonst.

Sie sind noch ein Kind.

In diesem Fall bestimmen neben genetischen Faktoren auch die Menge des Proteins im Blut Ihre künftige Körpergröße. Je mehr Aminosäuren in der Blutbahn vorhanden sind, desto mehr Wachstumshormon Somatotropin wird ausgeschüttet. Je mehr Proteinbausteine zur Verfügung stehen, desto besser gedeihen Ihr Gehirn und Körper. Man kann das an den Skelettfunden der Jäger erkennen, die muskulöser und größer waren als die nachfolgenden Ackerbauern. Die Jägerinnen verfügten eine größere Durchtrittsöffnung im Becken, da ihre Babys ein höheres Geburtsgewicht hatten.

Es wird kritisch, Sie sind schon über 50.

Jetzt zeigt sich, was wirklich gesunde Ernährung ist. Ab der Lebensmitte produziert Ihre Leber wegen der immer geringer ausgeschütteten Sexualhormone immer weniger Protein. Deshalb ist es im Alter so wichtig, proteinreich zu essen. Damit Sie kraftvoll bleiben und eine intakte Muskulatur behalten. Muskulatur hilft, das Sexualhormon Testosteron zu bilden, Testosteron wiederum fördert den Muskelaufbau. Muskulatur hilft, Sexualhormone zu bilden ... Sie müssen nicht unnötig zerfallen. Das gilt vor allem für Frauen, die mit der Menopause einen starken Hormonabfall erfahren. Sie haben es bis zu einem hohen Grad selbst in der Hand, in welchem Zustand Sie alt werden. Kraftvoll alt zu werden, ist das Ziel. Das Leben in die Hand nehmen zu können und selbst zu gestalten, das hängt im Alter zunehmend von Ihrer Ernährung ab. Gene sind dabei nur eine Komponente. Essen beinhaltet Nährstoffe und Botschaften. Die Zwillingsforschung beweist[10]:

Zellen werden umprogrammiert
durch Nahrung, Gesellschaft, Liebe.

Zum Glück.

„DER ARSCH IST DAS ZWEITE GESICHT DES MENSCHEN“

Dieser derbe Spruch aus dem Volksmund beinhaltet mehr ernährungsmedizinische Wahrheit, als auf den ersten Blick zu vermuten wäre. Ein Po, egal in welcher Größe, egal ob männlich oder weiblich, ist dann besonders hübsch, wenn Muskulatur und Fett in idealer Relation vorhanden sind. Das sieht jeder:

Zu knochig is´ nix, zu fett is´ nix
und schlaff schon gleich zweimal nix.

Ernährungsberatung sollte immer mit der Inspektion beginnen.

Und zwar mit der Inspektion des/der Berater*in, hat er oder sie eine flache Bauchdecke? Definierte Muskulatur an Armen und Beinen? Einen festen, gut geformten Po? Das sind die offensichtlichsten Indikatoren für eine ausreichende Proteinversorgung. Denn diese drei Körperpartien werden von den größten Muskelgruppen des Menschen gebildet. Am aufschlussreichsten ist der Anblick der über 50-Jährigen Ernährungsexperten. Da zeigt sich die Wahrheit unweigerlich in deren körperlichem Zustand. Wird durch deren empfohlene Ernährung nicht genug Muskulatur aufgebaut, nehmen Sie Abstand. Zumeist finden sich bei den Beratern, egal ob professionelle oder selbst ernannte, die gleichen Missstände wie bei den Ratsuchenden. Schwache Bauchdecken, die das eigene Gedärm kaum im Leib halten können, oder dicke Bäuche, unabhängig vom

Körpergewicht. Sie sehen bei Frau und leider auch beim Mann weiche Oberarme, die nur noch unter voller Anspannung das Vorhandensein von Muskulatur erahnen lassen. Über die „Kehrseite" der Deutschen muss man kein Wort verlieren, die ist selbsterklärend.

Was schlecht aussieht, ist auch schlecht – für Ihre Gesundheit.

Je jünger Sie sind, desto besser verstoffwechselt die Leber aus allem Material, das Sie essen, sinnvolle Strukturen. So wie das dringend notwendige Protein, vor allem, wenn es durch Muskelaktivität per Testosteron angefordert wird. Sport und körperliche Arbeit fördern die Muskelbildung und somit die Testosteronproduktion. Vegetarier sind in Sachen Proteinbildung geradezu auf körperliche Aktivitäten angewiesen.

Muskulatur gilt den Medizinern mittlerweile als hormonbildendes Organ.

Doch dieser segensreiche Mechanismus funktioniert nur unter zusätzlicher Einwirkung der Sexualhormone. Mit Abnahme der Testosteronproduktion im Laufe des Lebens wird die Produktion von Eiweiß durch die Leber immer geringer. Daher der immer offensichtlichere Muskelverlust ab Dreißig. Selbst wenn Sie sich immer gleich ernähren, verlieren Sie im Alter insgesamt bis zu 40 % Ihrer Muskelmasse.

**Das Leben sorgt für Sie,
solange Sie fortpflanzungsfähig sind.**

Ihr Organismus stellt Ihnen die Protein-Lebensbausteine zur Verfügung, zur Not durch körpereigene Stoffwechselprozesse. Nach der Lebensmitte, wenn Sie nicht mehr dem Arterhalt dienen, bleiben Sie mehr und mehr sich selbst überlassen. Die Natur hat kein gesteigertes Interesse mehr an Ihnen. Sie fressen nur noch unnötig den Planeten leer.

Das Alter wird geradezu definiert vom Verlust an Kraft.

Das verändert den Körper. Mit Dreißig kommt das Bäuchlein, mit Vierzig der Bauch, die Hüften werden breiter. Mit Mitte Vierzig sinken die Sexualhormone rapide ab, dadurch verschwinden die Muskeln an Armen, Beinen und ganz offensichtlich am Po. Der sieht bei proteinmangel-ernährten älteren Menschen sehr traurig aus. Das muss nicht sein. Sie sind der Baumeister Ihrer selbst.

***Gut ernährt mit dem Superfood Fleisch
haben Sie auch im Alter
ein hübsches „zweites Gesicht“.***

LEBENSMITTE – DIE WENDE

Ab 50 schlägt die Stunde aller Ernährungsphilosophien

Jetzt zeigt sich die Effektivität Ihrer Ernährung direkt am Zustand Ihres Körpers. Der Niedergang der Sexualhormone Östrogen und Testosteron haben weitreichende Folgen bei Mann und Frau.

Bei den Frauen reduziert sich mit der Menopause der tägliche Grundumsatz an Energie um ca. 300 Kalorien. Dieser Effekt entsteht schon allein dadurch, dass der Körper keinen Eisprung und keine Menstruation mehr vollziehen muss. Der sinkende Testosteronspiegel lässt bei Frau und Mann weniger Muskelaufbau zu. Durch das Verschwinden der Muskeln verlangsamt sich der Stoffwechsel zusätzlich, da die Muskeln zusammen mit dem Gehirn die Hauptverbraucher von Energie sind. Vor allem das Testosteron, das Ihren Stoffwechsel ankurbelt, ist von größter Bedeutung. Ein sinkender Testosteronspiegel verursacht schwächeren Muskelaufbau, weniger Muskulatur produziert weniger Testosteron, ein Teufelskreis. Bereits in den Wechseljahren müssen Sie ausreichend Protein essen, damit Ihre Muskulatur in Stand bleibt. Ihre Leber hilft Ihnen immer weniger bei der Proteingewinnung durch den eigenen Stoffwechsel, da die Sexualhormone weniger werden. Selbst im Ruhezustand verbraucht eine gute Muskulatur am Tag bis zu 400 Kalorien mehr. Wenn Sie sich bewegen, was Sie unbedingt sollten, verstärkt sich dieser Effekt.

Ausreichend Protein essen!

Der Appell richtet sich vor allem an die Frauen. Was der Körper bis 45 nicht an Muskulatur aufgebaut hat, schafft er danach nicht mehr. Es droht der Knochenzerfall Osteoporose. Jede dritte Frau über 50 ist bereits davon betroffen, jede zweite Frau über 70. Tendenz steigend. Es geht hier nicht mehr ums „Wohlfühlen". Hier geht es um Ihre Lebensqualität. Fortgeschrittene Osteoporose bedeutet tagtäglich nicht endende Schmerzen.

Essen Sie täglich ein Stück durchwachsenes, rotes Fleisch mit roher Struktur.

Das ist es, was Sie nach der Lebensmitte wirklich für Ihren Hormonhaushalt und Ihre Muskulatur brauchen. Mit dem Fleisch der großen Säugetiere nehmen Sie die Proteine zu sich, die Ihren körpereigenen Aminosäuren am ähnlichsten sind. Das Cholesterin im Fett befördert Ihren Hormonhaushalt und Ihre Steroidhormone Östrogen, Testosteron und das sogenannte Vitamin D, ebenfalls ein Steroidhormon. Diese fettlöslichen Stoffe leiten sich vom Cholesterin ab.

Die Altersforscher der Max-Planck-Gesellschaft haben das an Versuchstieren bereits bewiesen. Genom-basierte Ernährung hält Tiere am vitalsten, schlankesten, widerstandsfähigsten und am längsten fruchtbar. Sie sind ein denkendes, sexuelles, kraftvolles Tier und keine hirnlose, asexuelle, statische Pflanze. Das Prinzip der Genom-basierten Ernährung ist naturgemäß weder mit Sojadrinks noch mit Linsensuppe zu erreichen. Auf den Punkt gebracht: ausreichend richtiges Protein, gute Muskulatur, hoher Verbrauch – schlank und fit. Im Umkehrschluss bedeutet das: Nicht genug Protein, zu wenig Muskulatur, niedriger Grundumsatz, weniger Leistungsfähigkeit, weniger Lust aktiv zu sein – oft Gewichtszunahme und Vitalitätsverlust bis hin zur Depressivität. Je nach Veranlagung kann Sie eines oder mehrere der folgenden erkennbaren Probleme treffen:

- Dicker Bauch, egal ob schlank oder übergewichtig: verantwortlich für Diabetes, ständige Entzündungen, Arteriosklerose, Herzinfarkt, Schlaganfall, Demenz, Bauchfett – der erwiesene Krebsauslöser Nummer 1.
- Muskelverlust am Rücken und im Genick: Bandscheibenvorfälle
- Muskelverlust im Beckenboden der Frau, die Gebärmutter beginnt, auf die Blase zu drücken, dadurch Inkontinenz.
- Muskelverlust in den Gefäßwänden. Schwäche in den Arterien bedeutet Bluthochdruck.
- Venenschwäche, bis hin zu Krampfadern. Eine schwache Muskelpumpe in den Beinen verschärft das Problem.
- Schlechte Haut- und Haarqualität, vermehrte Faltenbildung und dünnes kraftloses Haar bis hin zum Haarausfall.
- Muskelverlust an Armen und Beinen, dadurch Arthrose. Die Gelenkzerstörung entsteht durch das Missverhältnis zwischen Belastung und viel zu wenig Muskelkraft, um die Belastung aufzufangen.
- Ein Mangel an knochenbelastender Bewegung und der fehlende Muskelzug am Knochen verhindert dessen Verdichtung, dadurch entsteht Osteoporose.
- Weniger Muskulatur bedeutet weniger Testosteronproduktion.
- Weniger Testosteron bedeutet weniger Potenz bei Mann und Frau, weniger Lebensfreude, mehr Depressionen, mehr Autoimmunerkrankungen.

All das ist keine Frage des Körpergewichtes. Proteinmangel findet sich in jeder Gewichtsklasse.

Die kranken Schlanken

Bei den derzeitigen Essgewohnheiten der Frauen sind diese bei einem BMI unter 20 zwar dünn, aber das Körpergewebe besteht hauptsächlich aus Fett und zu wenig Muskulatur. Kohlenhydratlastige fettarme Ernährung und jahrelanger Proteinmangel haben bei den Frauen die Muskelmasse aufgezehrt. Die Muskulatur ist nicht mehr imstande, die Knochen zu verdichten. So entsteht Osteoporose, ein typisch weibliches und äußerst schmerzhaftes Leiden. Ein BMI unter 20 ist bei Frauen einer der größten Risikofaktoren für Osteoporose.

Lebensversicherungen in den USA haben festgestellt, dass leicht übergewichtige Männer mit einem BMI von 27 länger leben und gesünder sind als ihre Altersgenossen. Allerdings trifft das nur auf Männer zu, sie besitzen mehr kostbare Muskulatur, die sie schützt. Bei Frauen geht diese Rechnung nicht auf. Frauen essen wenig Fleisch und fettarm, sie haben weniger Muskeln. Frauen mit einem erhöhten BMI sind bei ihrer derzeitigen proteinarmen Ernährung einfach nur verfettet.

Das durch Kohlenhydratmast angereicherte Fett legt sich in Rettungsringen um die Leibesmitte. Die gesunden Dicken haben dagegen ein ausgeglichenes Körperschema. Das Phänomen der kranken Schlanken, bei denen der Popo hängt, aber der Gürtel spannt, wird endlich von der Medizin wahrgenommen. Die Ärzte müssen eingestehen, dass Schlankheit allein kein Allheilmittel ist[11]. Denn jeder fünfte Normalgewichtige weist schlechte Blutwerte auf und hat ein um das Vielfache erhöhtes Risiko für Diabetes, Herzinfarkt und Schlaganfall.

Der Mangel an Muskulatur ist das größte Problem.

Paradebeispiel für die kranken Schlanken sind die Inder. Sie haben wenig Muskulatur, dünne Arme und Beine, aber viel Bauchfett. Die größte Vegetarier-Nation der Erde zeigt das typisch ungesunde Körperschema des Proteinmangels. In Indien gibt es weltweit mit die meisten Diabetiker und Herz-Kreislauferkrankungen zählen zu den häufigsten Todesursachen.

Zur Kompensation eines zu geringen Eiweißverzehrs wird Muskeleiweiß entzogen, um die lebensnotwendigen proteinbasierten Vorgänge zu gewährleisten. Das hat Muskelverlust und damit immer mehr Verlust von Kraft zur Folge, vor allem nach der Lebensmitte. Doch diese schwächende Notmaßnahme des Körpers ist wichtig für das Überleben: Sonst könnten z. B. keine Herzmuskel-Proteine mehr geliefert werden. Die Folge: kein Herzschlag mehr. Oder es könnten keine Blutkörperchen mehr gebildet werden und der Sauerstoff- und Kohlendioxidtransport käme zum Erliegen. Die Folge: Sie würden ersticken. Es gibt weitere, weniger drastische Auswirkungen, die den Körper aber auf Dauer schädigen:

- Enzymproteine für die Fettverdauung fehlen: Die schon beschriebene Fettleber bildet sich, Gewichtszunahme vor allem am Bauch. Das Metabolische Syndrom droht mit Störungen im Zucker- und Fettstoffwechsel, mit Übergewicht und Bluthochdruck.
- Die Ausschüttung des Wachstumshormons wird gedrosselt: langsamere Zellrekonstruktion, schlechtere Heilung von Wunden, weniger Muskelaufbau, Leistungsverlust, sexuelle Unlust durch weniger Sexualhormone, geringere Fruchtbarkeit, vorzeitige Alterung.

- Zu wenig Hormone für die Organkommunikation: gestörte Organfunktionen.
- Immunglobuline fehlen, instabile Abwehr, zu schwache Krankheitsbekämpfung.
- Die Bauchwassersucht Aszites entsteht bei Leberversagen, denn bei Proteinmangel kommt die Entwässerung des Organismus zum Erliegen. Die Bauchwassersucht sieht man leider sehr ausgeprägt bei den aufgetriebenen Bäuchen der Kinder aus Gebieten, die von Proteinmangel gezeichnet sind.
- Große Transporteiweiße (Albumine) fehlen, um Harnsäuren und anderen Stoffwechselmüll zu entsorgen: Gichtanfälle, Steinleiden, Kopfschmerzen, Müdigkeit und schlechter Körpergeruch sind die Folge.
- Durch das Fehlen dieser Transporter kann der kolloidosmotische Druck nicht mehr aufrechterhalten werden: Wassereinlagerungen im Gewebe, Ödeme, morgens geschwollene Augen, abends geschwollene Füße, Knöchel und Unterschenkel.

Generell gehört der Transportfunktion der Proteine eine hohe Aufmerksamkeit geschenkt. Denn ohne fahrbaren Untersatz läuft auf der menschlichen Stoffwechsel-Baustelle gar nix.

Proteine im Blut, die körpereigene E-Mobilität

Kolloidosmotischer Druck – noch nie gehört? Haben Sie sich jemals gefragt, wie das Blut aus Ihrem Gewebe zurück zum Herzen kommt?

Ihr Herz schlägt und pumpt mit jedem Schlag Blut durch Ihre Arterien vom Herzen weg. So wird das nährstoffhaltige Blut in Ihre Zellen gedrückt. Ein physikalischer Vorgang – Hinein in die Zellen durch Blutdruck. In den Zellen entsteht beim Verbrauch der Nährstoffe Stoffwechselmüll in Form von Säuren. Die müssen zurück in die Blutbahnen um entsorgt zu werden. Jetzt allerdings ohne Zutun von Herzpumpe und Blutdruck. Der Weg zurück auf die Blutstrasse muss in einem Niederdrucksystem organisiert werden. Die Säuren des Stoffwechsels werden geradezu herausgesogen aus der Zelle durch den kolloidosmotischen Druck – in letzter Konsequenz Elektronik.

Das funktioniert folgendermaßen: Proteine bilden Albumine. Diese großen Transporteiweiße bewegen sich durch die Blutbahnen. Die positiv geladenen Proteintransporter ziehen die negativ geladenen Harnsäuren und andere Abfallstoffe an. Sie beladen sich mit bis zu vier der negativen Wasserstoffionen. Mit diesem Müll beladen fahren die Proteine durch die Blutstrassen. In den Nieren angekommen wird der Stoffwechselmüll entsorgt. So entwässern und entgiften diese Albumine, sprich das Protein, Ihr Gewebe.

Zu wenig Eiweiß gegessen – zu wenig Protein im Blut – zu wenig positiv geladene Transportproteine – zu wenig Entwässerung, Entsäuerung und Entgiftung. Die Folgen: Giftstoffe im Blut und aufgedunsenes Gewebe. Kopfschmerzen durch Ammoniakvergiftung im

Gehirn. Schlechter Körpergeruch, da die Stoffwechselabfälle durch die Haut ausgeschwitzt werden müssen. Gichtanfälle durch abgelagerte Harnsäurekristalle in den Gelenken.

Die idealen Aminosäuren zum Bau von Albuminen liefert Fleisch in seiner rohen Struktur. Hier sind alle Aminosäuren enthalten, auch diejenigen, die Ihr Organismus nicht selbst bilden kann.

Entsäuerung und Entgiftung durch Fleischverzehr? Die Legenden erzählen das Gegenteil.

DAS MÄRCHEN VON DER ÜBERSÄUERUNG DURCH FLEISCH

„Fleisch macht doch Übersäuerung oder so."

Oder hat derjenige, der solche Geschichten erzählt, einfach keine Ahnung von Protein-Blutpuffer und Säure-Basen-Ausgleich des Blutes? Das ist in Deutschland gut möglich.

- Die Ärzte bekommen im Studium keinen Unterricht in Ernährungsmedizin.
- Die Ernährungsberater brauchen ein Zertifikat der Deutschen Gesellschaft für Ernährung, der DGE.
- Die Ernährungsberater bekommen nur dann Geld von den Krankenkassen, wenn nach DGE-Vorgabe beraten wurde.
- Die DGE bekommt Geld vom Ministerium für Ernährung und Landwirtschaft. Die DGE ist dessen Sprachrohr und legt den „Stand der Wissenschaft" in Sachen Ernährung fest.
- Die wissenschaftliche Forschung bekommt Geld von der Industrie.
- Und Sie bekommen jede Menge Märchen aufgetischt.

Der Unterschied zwischen Harnstoff und Harnsäure

Am Ende der Geschichte des Proteinstoffwechsels gibt es zwei Erzählstränge.

1. Die Geschichte des Harnstoffs

Die Aminosäuren des Proteins im Fleisch werden in der Leber von

giftigem Ammoniak zu hilfreichem Harnstoff verarbeitet. Der komplette Prozess nennt sich Harnstoffzyklus. Hoffentlich haben Sie Ihre Leber nicht in Ihrer Entgiftungsarbeit behindert, denn Ammoniak ist schon in geringen Mengen extrem schädlich für das Zentralnervensystem und verursacht Gefäßschäden und Kopfschmerzen. Zum Beispiel den berüchtigten „Kater" nach Alkoholkonsum.
Der aus Eiweiß gebildete Harnstoff fördert die Nierenleistung. Da dieser Stoff auf seinem Weg durchs Blut viel Lösungswasser mitzieht, werden die Nieren durch ein hohes Harnstoffaufkommen besser gespült. Das ergibt größere und leistungsfähigere Nieren.
2. Die oft bemühte Harnsäure-Erzählung
Harnsäure bildet sich beim Abbau von Purin. Purine sind Bestandteile der Zell-DNA und zwar aller Zellen, egal ob in Fleisch, Gemüse, Obst oder Pilzen. Harnsäure wirkt stark antioxidativ in den Zellen, was im Gehirn mit seinen vielen Zellen sehr wichtig ist. Menschen mit Gicht und hohen Harnsäurewerten bekommen seltener Demenz.

Es schadet nicht der Stoff selbst, sondern, es geht auch hier um geordnete Entsorgung. Es muss systemisch gedacht werden.

Gicht

Sie essen Gemüse mit hoher Zelldichte, wie Spinat, Spargel oder Pilzragout. Das bedeutet, es zerfällt sehr viel Zell-DNA. Daraus entsteht viel Purinsäure. Aus dieser wird Harnsäure gebildet. Das allein wäre noch kein Problem, denn der Körper braucht die Harnsäure. Aber dazu trinken Sie vielleicht ein Bier, dessen Alkohol die Ausscheidung der Harnsäure hemmt. Zum Nachtisch gibt es noch Eis und Fruchtsmoothie. Durch das Eis wird Insulin ausgeschüttet und durch den Fruchtzucker wird der Harnsäureabbau zusätzlich behindert. Durch die zu lange Verweildauer der hohen Harnsäuremengen bilden sich Harnsäurekristalle, die sich in den Gelenken ablagern. Das provoziert eine Entzündung und bei entsprechender persönlicher Veranlagung ist eine Gichtattacke vorprogrammiert. Das trifft am häufigsten den großen Zeh. Dort ist die Durchblutung schlecht, weil der Zeh 10 °C kälter ist als der restliche Körper und vom Blut nicht gut „durchgespült" wird. Gicht ist eine ererbte Stoffwechselerkrankung und eine schwere Form der Arthritis. Arthritis bedeutet Gelenkentzündung. An Gicht erkranken vor allem Männer.

Die deutsche Gichtliga hat den Verzicht auf rotes Fleisch bei Gicht revidiert.

In deren Informationen zur Ernährung heißt es jetzt:

> *„Da jedes Lebensmittel unterschiedliche Mengen an Purinen enthält, sind oft gegebene Ratschläge, wie z. B. weniger Fleisch und mehr Gemüse, nicht hilfreich, sondern sogar gefährlich."*

Endlich. Ein Glück für Gichtpatienten. Denn auch Gichtpatienten haben einen regelhaften Zellzerfall in ihrem Körper und benötigen pro Tag ein Gramm Protein pro Kilogramm Körpergewicht – mindestens. Je nach Körpergewicht und Alter des Patienten sind ca. 70 bis 170 Gramm Eiweiß am Tag nötig. Da helfen vegetarische Ernährungsempfehlungen zur Proteinversorgung nicht weiter. Denn Soja, Bohnen und Hülsenfrüchte sind Purinbomben. Allerdings ohne kompetente Entsorgungsmechanismen für die entstandenen Säuren.

Rheumatoide Arthritis

Was den Männern die Gicht, ist für Frauen die rheumatoide Arthritis. Hier sind es vor allem die Fingergelenke, die sich deformieren. Die rheumatisch bedingte Arthritis ist eine Autoimmunreaktion des Körpers. Dabei attackiert das Immunsystem durch seine immunologische Zellabwehr die Bindegewebsstrukturen der Gelenke. Von dieser Erkrankung sind viermal so viele Frauen betroffen wie Männer. In beiden Fällen ist die Entzündungsreaktion des Körpers nicht die Krankheit selbst, sondern wie so oft der Versuch des Körpers, krankhafte Prozesse zu kurieren. Deshalb macht es wenig Sinn, an der Entzündungssymptomatik herumzudoktern. Diese ist nur die Folge der Erkrankung, nicht die Krankheit selbst.

Der Frauenanteil bei Autoimmunerkrankungen liegt bei 80 %! Frauen sind prädestiniert für Autoimmunerkrankungen. Sie essen nur halb so viel Fleisch wie Männer, leiden aber viel häufiger unter Allergien und Autoimmunreaktionen. Frauen essen statt unverarbeitetem Fleisch mit roher Struktur vor allem verarbeitete fettarme Fleischwaren und/oder Geflügel. Das fehlende Cholesterin der fettarmen Produkte ist ein schwerwiegender Minuspunkt.

Cholesterin hemmt Autoimmunreaktionen.

Frauen ersetzen das protein-, fett- und cholesterinhaltige Fleisch häufig durch prozessierte Nahrungsmittel wie Getreide- und fettarme Milchprodukte. Diese produzieren Säuren, die durch fehlende oder falsche Aminosäuren nicht abtransportiert werden. Der Körper lagert die entstandenen Säuren im Bindegewebe ab. Dagegen agiert das eigene Immunsystem. Im Bindegewebe entstehen

Entzündungen und Schmerzen. Es tritt eine Besserung ein, wenn die Getreide- und Milcheiweiße zu 100 % aus der Nahrung gestrichen werden – so wie beim Fasten. Eine Besserung von rheumatoider Arthritis während des Fastens ist ein weiterer Unterschied zur Gicht.

Beim Fasten herrscht absoluter Proteinmangel. Zu wenig Protein in der Nahrung bedeutet zu wenig Säure-Basen-Ausgleich im Blut. Die Folge: zu viel Harnsäure. Gichtpatienten erleiden beim Fasten eine Gichtattacke.

Die vier Säure-Basen-Puffer

Das Blut muss einen stabilen pH-Wert von 7,4 haben, damit es die Organe oder das Gewebe nicht verätzt. Um das zu gewährleisten, hat Ihr Körper eigens Sicherheitssysteme im Blut entwickelt:

- Der „Wasser"- Puffer wirkt durch den Kohlensäure-Bicarbonat Ausgleich.
- Der „Blutkörperchen"- Puffer arbeitet mit dem Austauschen von Sauerstoff und CO_2.
- Der „Mineralien" - Puffer gleicht Salz und Kalium aus.
- Der „Eiweiß" - Puffer arbeitet mit der positiven Ladung der Proteine.

Protein entsäuert das Blut

Im Protein-Puffer spielt Stickstoff in seiner basischen Funktion die tragende Rolle. Körpereigene Säuren, wie die Harnsäure oder Fettsäuren wie die Arachidonsäure, können zum Problem werden, und das nicht nur für die Gelenkstrukturen. Mit Betonung auf „können".

Denn beide Säuren werden vom Körper selbst gebildet, weil sie lebensnotwendig sind. Harnsäure ist der körpereigene Schutz vor oxidativem Stress und schützt die Zellen. Ohne Arachidonsäure gibt es weder Muskelaufbau noch Hirnaktivität. Strategien wie „basisch essen" mit ausschließlich Gemüse oder Basenmüsli muten ulkig an, wenn man bedenkt, dass ein Viertel des Blutpuffers aus Protein besteht. Nur Protein besitzt basischen Stickstoff in seiner molekularen Struktur und sorgt für einen ausgeglichenen Säure-Basen-Haushalt.

Veganer haben durch ihren hausgemachten Proteinmangel weniger Säure-Transporter und potente Säurepuffer im Blut. Sie weisen deshalb die höchsten Harnsäurewerte aller Ernährungsgruppen auf. Ein Problem, das sich mit zunehmendem Alter verschärft. Wenn der Testosteronspiegel sinkt, hilft die Leber nicht mehr ausreichend bei der körpereigenen Protein-Produktion. Denn auch bei Veganern werden im Alter weniger Sexualhormone gebildet. Der Prozess verläuft sogar noch ein bisschen schneller als bei den Fleischfressern.

„Zivilisationskrankheit"

Die neuseeländischen Maori haben genetisch bedingt eine niedrige Harnsäureausscheidung, essen aber traditionell sehr viele Meeresfrüchte. Meeresfrüchte bekommen deutsche Gichtpatienten von ihren Ernährungsberatern verboten wegen ihres hohen Puringehalts. Sie könnten viel Harnsäure erzeugen. Da die Meeresfrüchte allerdings auch einen hohen Eiweißgehalt haben, gab es keine Gichtanfälle bei den Maori – bis Fructose in Softdrinks und nahezu allen industriell hergestellten, gesüßten Lebensmitteln ins Spiel kam. Seit Teigwaren und Zuckerdrinks konsumiert werden,

steigt auch bei den Maori die Gichtrate sprunghaft an. Gicht – eine „Zivilisationskrankheit"?
Ein irreführender Begriff. Denn man erkrankt nicht an der Zivilisation. Zentralheizung, Schulbildung und Verhütung sind ein Segen. Der Mensch erkrankt vielmehr an der menschengemachten, nicht artgerechten Ernährung. Krankheiten, die erst auftreten, seit es Alkohol, Stärke, isolierten Zucker, gesüßte Getränke und süß gezüchtetes Obst in rauen Mengen gibt. Menschen haben schon Zehntausende von Jahren fettes Fleisch und Innereien gegessen, ohne davon zerfressene Zähne oder Gelenkentzündungen zu bekommen. In der heutigen Zivilisationsnahrung fehlen die Proteine aus der rohen Fleischstruktur für den Säurenabtransport, zum anderen blockieren zu viel Fruchtzucker, Insulin und Alkohol den Säurenabbau.

Kein Freispruch für die häusliche Marmeladenproduktion

Auch nicht für Fruchtsäfte, selbst wenn sie selbst gepresst sind. Hoher Fruchtzuckerkonsum ist bei Gelenkentzündungen nicht angeraten. Haushaltszucker besteht zur Hälfte aus Fructose. Der leckere, aber hoch fruchtzuckerhaltige Honig bietet keinen Ausweg, so wenig wie Agavendicksaft, Birkenblütenzucker oder ähnliche Süßungsmittel. Selbst dann nicht, wenn „öko", „bio" oder „100 % natürlich" draufsteht. Zucker bleibt Zucker und nennt er sich noch so hübsch. Im Zellstoffwechsel angelangt, verursacht Fruchtzucker durch eine Erhöhung des Purinstoffwechsels große Mengen Milchsäure und diese wiederum behindert die Harnsäureausscheidung. Definitiv ist nicht das unverarbeitete Fleisch an der krankhaften Harnsäureerhöhung schuld.

Ein Selbstversuch – Einen Monat lang dreimal täglich fettes Fleisch

Morgens: fettreiche Knochenbrühe mit Fleisch vom Lamm/Schwein/Rind.
Mittags: kurz gebratene fette Fleischscheiben vom Überzwerch (Rind) oder Schweinebauch mit Spiegeleiern.
Abends: kurz gebratenes Steak vom Rind, gerne Rib-Eye-Steak mit Fettauge, fetter Schweinenacken, fettes Lammfleisch. Einmal die Woche Leber, immer mit sehr roher Struktur.
Dazu keine Stärke, nur Nüsse, etwas Gemüse, Pilze und wenig Obst.
Getränk: Mineralwasser ohne Kohlensäure.

Kontrolle durch ein offizielles Blutlabor am Ende des Versuchsmonats

- Der Harnsäurewert lag bei 3,7 mg/dl. Ein hervorragender Wert. Die Norm sollte unter 5,7 mg/dl liegen.
- Die Triglyceride, die Blutfette lagen bei 52 mg/dl. Unglaublich, aber wahr. Die Norm sollte unter 150 mg/dl liegen.
- Folsäure, Selen, Eisen, B12, Schilddrüsenhormone, Sexualhormone – alles perfekt.
- Der wichtige Entzündungsmarker CRP (C-reaktives Protein) lag bei sagenhaft niedrigen 0,6 mg/l Blut. Die Norm liegt hier zwischen 1-5 mg/l. Der Wert zeigt auch Autoimmunreaktionen oder Rheuma an.

Während dieses Monats
haben nur Bauer und Fleischer an mir verdient.
Lebensmittel- und Pharmaindustrie
saßen weinend am Wiesenrand
wo gesunde Tiere glücklich grasten.

Viel Harnsäure = wenig Erektion

Harnsäure ist ein lebensnotwendiges Antioxidans, aber zu viel Harnsäure im Blut hat dramatische Auswirkungen auf Lust und Potenz. Harte Erektionen, ein gut durchblutetes Herz und elastische Blutbahnen benötigen durchlässige Gefäße. Der Stoff, der für die Weitstellung der Gefäße zuständig ist, heißt Stickstoffmonoxid. Fatal, dass Harnsäure die Bildung genau dieses Gewebshormons behindert. Die amerikanische Gichtforscherin Dr. Naomi Schlesinger stellte den Zusammenhang zwischen Gicht und Potenzstörung fest[12]. Durch zu wenig Stickstoffmonoxid in der Blutbahn gibt es zu wenig Blut im Penis. Ab einem Harnsäurewert von ca. 5 mg pro Deziliter Blut verdoppelte jedes weitere Milligramm Harnsäure das Risiko einer Potenzstörung.

Der Botenstoff Stickstoffmonoxid

Stickstoffmonoxid oder Nitritoxid (NO) wird aus L-Arginin gebildet, seine einzig mögliche Vorläufersubstanz. L-Arginin ist nur in Fleisch oder Fisch in ausreichenden Mengen zu finden, am besten mit roher Struktur. Ein weiterer Grund weshalb der Verzicht auf Fleisch bei

Gicht der falsche Weg ist. Zudem unterstützt Arginin das Wachstum der Osteoblasten, aus denen sich die eigentliche Knochenmasse bildet. Die Aminosäure Arginin ist außerdem wichtig für Knochen- und Gelenkaufbau, da es die Kollagenbildung fördert. Kein Fleisch bei Gelenkerkrankungen? Obwohl hier die wesentliche Substanz für die Gelenkrekonstruktion zu finden ist?

Da wäre noch das Märchen von der bösen, bösen Arachidonsäure, das jeder Gelenkpatient auswendig kennt.

DIE BÖSE ARACHIDONSÄURE

Die Arachidonsäure ist entzündungsfördernd. Und sie lässt Entzündungen abklingen durch ihre Fähigkeit, die entzündunghemmenden Botenstoffe Resolvin zu bilden. Entzündungen sind Teil von Heilvorgängen im Körper. Nicht die Arachidonsäure ist schlecht, es sind wieder mal die Umstände. Arachidonsäure ist unerlässlich für Muskelwachstum und Hirnstoffwechsel. Sie ist eine mehrfach ungesättigte Fettsäure aus der Omega-6-Reihe. Und alle Lebewesen, die sich bewegen und eine Wahrnehmung haben, sind darauf angewiesen. Befindet sich zu wenig davon im Körper, kommt es zu Muskelschwäche, Konzentrationsstörungen und Nervenleiden. AD(H)S und bipolare Störungen können verstärkt und Alzheimer begünstigt werden.

Egal ob Raubtier oder Vegetarier, alle brauchen Arachidonsäure.

Deshalb können die Pflanzenfresser mithilfe eines speziellen Enzyms Arachidonsäure aus dem Pflanzenfett Linolsäure herstellen. Die Natur hat vorgesorgt, damit garantiert kein Mangel entsteht an dieser überlebenswichtigen Säure. Insulin provoziert die Bildung aus den chemischen Vorstufen der Arachidonsäure. Zucker und Kohlenhydrate tragen somit zur Bildung der Säure bei, da sie die Insulinausschüttung verursachen.

Rheuma- und Arthrose-Patient*innen bringt es vielleicht kurzfristige Besserung bei der Entzündungssymptomatik, wenn sie auf verarbeitete Fleischwaren und Wurst verzichten. Vielleicht. Wie immer werden Fleisch, industriell produzierte Fleischwaren und Wurst in einen Topf geworfen. Bei Verzicht auf unverarbeitetes Fleisch, am besten mit roher Struktur, tritt dieser Effekt nicht ein.

Vegetarische Ernährung ist bei diesen Krankheitsbildern eine Therapieempfehlung, die seit gefühlt hundert Jahren erfolglos bleibt. Denn der Organismus fährt nach kürzester Zeit ein Notprogramm hoch und stellt Arachidonsäure aus pflanzlicher Linolsäure her. Doch ohne Fleisch und seine kompletten Proteinstrukturen erhalten Rheumatiker nicht mehr genug Aminosäuren, wie z. B. das wertvolle Arginin, das den Muskel- und Gelenkaufbau fördert. Der Säure-Basen-Protein-Blutpuffer ist durch den Proteinmangel ebenfalls geschwächt. Und es fehlen die Transportproteine, um überschüssige Säuren zu entsorgen.

Es haben mehr Frauen Arthrose als Männer.

Jede dritte Frau ist betroffen. Obwohl Frauen nur halb so viel Fleisch essen wie Männer und wenn, dann fettarm und eher Geflügel, genau wie empfohlen. Frauen haben trotzdem häufiger Arthrose, weil diese Art der Ernährung keine Arthrose verhindert. Im Gegenteil.

Frauen sind weniger häufig übergewichtig als Männer, haben allerdings noch weniger Muskulatur. Es sind viele normalgewichtige Menschen von dieser Gelenkzerstörung betroffen. Das Missverhältnis zwischen der Belastung des Gelenks und seiner Belastbarkeit ist der wahre Grund, und das trifft selbst junge Sportler. Kann die Muskulatur Belastungen nicht auffangen, wird das Gelenk abgenutzt und zerstört. Diese orthopädischen Krankheitsbilder gehören häufig in die Rubrik „Proteinmangel-Ernährung".

Der tägliche Verzehr einer gelatinehaltigen Knochenbrühe würde helfen, am besten vom Kalbsfuß mit Huf oder vom Lammknochen.

Das riet schon Hildegard von Bingen, die wegweisende Naturheilkundige. Bei der geringen Auswahl an Lebensmitteln zu jener Zeit, konnte Hildegard die Auswirkungen eines einzelnen Stoffes auf den Gesundheitszustand eines Patienten gut beobachten. Eine Beobachtungsstudie der man Glauben schenken mag. Die Knochen der noch im Wachstum befindlichen Jungtiere enthalten viel Substanz für die Osteochondrose (Knochenbildung durch Knorpel). Das erhält die Gelenkgelatine im menschlichen Gelenk am besten. Leider wird der untere Teil der Kalbsfüße beim Schlachten in Deutschland einfach weggeworfen. Sie gelten hier als „K3"-Qualität oder werden als „Gammelfleisch" bezeichnet. Stattdessen wird zu teuren Gelatineprodukten aus der Apotheke geraten.

Ansonsten soll bei Arthrose trotz Verzicht auf Fleisch Muskelaufbau betrieben werden. Zum Muskelaufbau braucht es 2 Gramm Protein pro Kilogramm Körpergewicht, nach gängiger Empfehlung durch pflanzliche Nahrung. Ein Blick in die Nährwerttabelle beweist: Das ist nicht praktikabel. Hohe Proteinwerte bei Pflanzen finden sich bei Soja und Hülsenfrüchten. Allesamt Purinbomben und schwer verdaulich. Zudem noch ohne die kompletten Aminosäuren, die für den Abtransport der von ihnen verursachten Harnsäure sorgen – Gichtattacken drohen.

Arachidonsäure und Tierliebhaberei

Hund und Katze sind anschauliche Beispiele für die Auswirkungen der Arachidonsäure. Hunde sind wie wir Menschen Beutetiere. Sie fressen alles von ihrer Beute, auch deren Mageninhalt. Sie können ohne Fleisch mehr schlecht als recht überleben. Sie besitzen ein spezielles Enzym, um aus minderwertiger pflanzlicher Linolsäure Arachidonsäure zu gewinnen. Oft werden die armen Hunde dennoch schwach, bekommen stumpfes Fell und verlieren ihre Lebenslust.

Anders die Katzen. Als ausgesprochene Fleischfresser besitzen sie im Gegensatz zu Hunden kein Enzym, um in der veganen Not pflanzliche Linolsäure in Arachidonsäure umzuwandeln. Die kleinen Raubtiere leiden lebensgefährlich.

Kein fettes Fleisch – keine Arachidonsäure, stattdessen unphysiologische Pflanzennahrung – ergo: tote Katze.

Ende der Säuresaga.

CHOLESTERIN, DAS POTENTE SUPERFETT

Das Märchen vom bösen tierischen Fett

Selbstverständlich sind Proteine nicht die alleinigen Akteure im Körper. Der zweite unverzichtbare „Mitspieler" ist Cholesterin, eine nur in tierischen Zellen vorkommende fettige Substanz. Proteine bestimmen Funktion und DNA der Zellen, aber die Zellhülle wird aus Cholesterin gebaut. Dieser wachsartige Stoff bildet alle Zellhüllen und sorgt für deren flexible, durchlässige Stabilität.

Angesichts zunehmender Potenzstörungen, Fruchtbarkeitsprobleme, geringerer Spermienqualität, nachlassender Libido, übermäßig starker Wechseljahrbeschwerden, steigenden Osteoporosezahlen, Muskelschwäche, immer mehr Autoimmunerkrankungen, Allergien, Entzündungen und psychischen Störungen, lohnt es sich, über tierisches Fett und das darin enthaltene Cholesterin neu nachzudenken.

Cholesterin verstoffwechselt die Steroidhormone. Neben dem sogenannten Vitamin D sind das unter anderem die Sexualhormone Östrogen, Progesteron und Testosteron. Die Steroidhormone haben einen regulierenden Einfluss auf Lustempfinden, Zeugungsfähigkeit, Fruchtbarkeit und Muskelwachstum. In den letzten 40 Jahren hat die Spermienzahl pro Ejakulation der deutschen Männer um 52,9 % abgenommen. Seit 40 Jahren wird empfohlen, auf Cholesterin zu verzichten – besteht ein Zusammenhang?

> *„Vegetarisch lebende Männer haben 30 % weniger und nur halb so viele aktive Spermien wie Fleischesser."*

Das war das Ergebnis von Untersuchungen der christlich orientierten

Loma Linda University in Kalifornien[13]. Die Forscher wollten eigentlich die hervorragende Wirkung der rein vegetarischen Ernährung der „7 Tage Adventisten" beweisen. Die Universität Gießen hat auf diesem Feld ebenfalls ein interessantes Forschungsprojekt durchgeführt: Laut der Gießener Rohkoststudie mit überwiegend vegetarischer und veganer Ernährung litten Teilnehmerinnen häufig unter ausbleibender Regelblutung und ein Drittel der Frauen waren bereits vor dem 45. Lebensjahr unfruchtbar.

Diese Erkenntnisse weisen in dieselbe Richtung wie die Forschungen der Max-Planck-Gesellschaft zur Genom-basierten Ernährung: Tiere, die mit eigenem Aminosäuren-Profil ernährt wurden, waren am fruchtbarsten, wuchsen am besten, waren am widerstandsfähigsten und zudem noch leichter als ihre Artgenossen.

Sprich: Isst der Mensch Fleisch von Säugetieren mit roher Struktur, hat er Protein und Fett in der Qualität, die er oder sie braucht, um lange fruchtbar zu sein.

Der Umkehrschluss:
Kein Superfood Fleisch essen macht unfruchtbarer.

Hormone und Cholesterin wohnen in derselben Straße.

Zur Erinnerung: Hormone übermitteln Botschaften von Bedürfnissen der Zellen oder Befehle der Organe und des Stoffwechsels. Ein Beispiel: Das Steroidhormon „Vitamin" D ist kein Vitamin, sondern ein Hormon. Es regelt unter anderem den lebensnotwendigen Kalziumbedarf. Ohne Kalzium keine Nervenimpulse. Ein ausreichender Grund für Ihren Körper sich nicht auf externe Lieferung zu verlassen. Stattdessen schickt er das Steroidhormon „Vitamin" D um Kalzium im Organismus zu suchen und zu binden. Zur Not löst das „Vitamin" D das Kalzium aus den Knochen. Ein weiterer Grund für Osteoporose oder Knochenerweichung. Das Steroidhormon entsteht im Cholesterin und kommt im Körper in drei verschiedenen Formen vor: Erstens in der Leber. Zweitens als Hormon Calzidiol im Blut und als Calzitriol in den Nieren. Es kann mithilfe eines Enzyms in nahezu allen Zellen im Körper verstoffwechselt werden. Fettarme oder pflanzliche Kost trägt zum Hormon- „Vitamin"-D-Mangel bei.

Wird der Beutefresser Hund fettarm oder nur pflanzlich ernährt, bekommt er ebenfalls „Vitamin"-D-Mangel. Da rettet dann kein noch so ausgiebiges Sonnenbad mehr. Bei der Körperbehaarung wird es mit dem Sonnenbaden sowieso schwierig, egal bei welchem Sonnenstrahl-Einfallwinkel.

- Cholesterin wird generell benötigt, um Gallensäuren zu bilden, die die Verwertung von Fett und der fettlöslichen Vitamine D, A, E, K ermöglichen.
- Cholesterin bildet Cortisol, das natürliche Kortison, das die Entstehung von Allergien unterdrückt. Es muss zu denken geben, dass jedes dritte Kind in Deutschland bis zur Pubertät eine allergische Reaktion entwickelt, wie z. B. Neurodermitis, Asthma oder eine Nahrungsmittelallergie. Die Zuwachsraten steigen jährlich um bis zu 10 %.
- Cholesterin verhindert Autoimmunattacken des Organismus gegen die eigenen Strukturen, etwa bei Gelenkentzündungen der Polyarthritis, bei Angriffen gegen die Schilddrüse (Hashimoto) oder gegen das Bindegewebe (Sarkoidose).
- Cholesterin und Cholesterinester bilden zusammen mit

Triglyzeridfetten den Tränenfilm, der die Augen vor Austrocknung schützt und Erfrierungen der Augenflüssigkeit verhindert.

- Cholesterin bildet den Blutdruckregler Aldosteron. Aldosteron ist ebenfalls ein Steroidhormon, das den Salzgehalt des Blutes bestimmt und gefäßverengend wirkt. Aldosteron greift über den Salz-Wasser-Haushalt in den Filterdruck der Nieren ein. Auf diese Weise reguliert es den Blutdruck.
- Herz und Nieren liegen aus gutem Grund in Cholesterinbeuteln. Hier wird Fett gebraucht, das Nervenimpulse und Stoffwechsel befördert.
- Das Gehirn besteht zu 17 % aus Cholesterin. Evolutionär hat sich das menschliche Gehirn erst zu seiner heutigen Leistungsfähigkeit entwickelt, als sich der Mensch zu 20 % von fettem, cholesterinhaltigem Fleisch ernährte.

Mit diesem Wissen im Hintergrund kann die Aussage nicht lauten, so wenig wie möglich Cholesterin essen, sondern so essen, dass dieser potente Stoff seine lebensnotwendige Wirkung erfüllen kann, ohne zu schaden. Der Hirnstoffwechsel ist auf Cholesterin angewiesen.

Deswegen sind gestillte Säuglinge durch den hohen Cholesterinanteil in der menschlichen Muttermilch geistig reger als jene, die mit Kuhmilch ernährt werden – Kälber müssen halt nicht so viel denken …

Cholesterin selbst gemacht

Wie bei allen lebensnotwendigen Stoffen verlässt sich Ihr Körper nicht auf die „Zulieferung" durch Nahrung. Das ist Ihrem Organismus viel zu riskant und er stellt Protein, Cholesterin und Zucker in der Leber selbst her. Dafür gibt es im Stoffwechsel der Leberzellen den Citratzyklus. Dabei werden aus den Nährstoffen der Nahrung in mehreren Schritten Protein, Cholesterin und Zucker gebildet. Die Leber produziert am Tag 1 bis 2 Gramm Cholesterin und speichert es.

Deshalb ist eine „Cholesterin regulierende" Ernährung, basierend auf Cholesterin-Verzicht, kaum erfolgreich. Essen Sie cholesterinarm, produziert Ihre Leber mehr, essen Sie cholesterinreich, muss sie weniger Cholesterin selbst bilden. Die Leber hat dann mehr Arbeitskapazität für andere wichtige Aufgaben: etwa Abwehrzellen bilden, um Krankheitskeime zu bekämpfen oder Allergien zu unterdrücken. Den Warnungen vor gesättigten Fettsäuren und den angeblichen „schlimmen Auswirkungen" des darin enthaltenen Cholesterins kann man eine gewisse Komik nicht absprechen. Angesichts der Tatsache, dass das Fett der menschlichen Muttermilch zu 80 % aus diesen „ungesunden" Fettsäuren besteht und einen hohen Cholesterinanteil hat, sind diese fragwürdigen „Empfehlungen" sehr amüsant.

Da schau an, schon unsere Mütter waren darauf aus, uns mit schlechten Fetten fix und fertig zu machen. Wo doch industriell hergestelltes Pflanzenfett und Fischölkapseln viel gesünder wären.

Cholesterin senken tötet

Mehr Cholesterin im Blut – weniger Herzinfarkte. Eine befremdliche Aussage aber dennoch korrekt. Etwa ein Fünftel der Deutschen hat einen genetisch bedingten erhöhten Cholesterinspiegel. Ein pathologisches Symptom? Jeder fünfte Deutsche ist krank?

Fakt: Nach dem 55. Lebensjahr senkt ein erhöhter Cholesterinspiegel die Gefahr, an koronarer Herzkrankheit zu versterben, um 44 %. Das ist seit 1972 durch das „Minnesota Coronary Experiment" belastbar bewiesen. Ein niedriger Cholesterinspiegel kann alles bedeuten, ist aber sicher kein Hinweis auf einen gesunden Organismus. So sind z. B. bei bestimmten Krebserkrankungen vermehrt niedrige Cholesterinwerte festzustellen. Es ist daher eine berechtigte Frage, inwieweit ein höherer Cholesterinspiegel überhaupt ein pathologisches Symptom darstellt. Der Internist und Cholesterinspezialist Professor Hans Jürgen Holtmeier stellt fest: „Gesunde Menschen sollten einen Cholesterinspiegel unter 300 mg einfach ignorieren." Der Mann hat recht.

Das „Minnesota Coronary Experiment"

Eine sehr bemerkenswerte Studie die sich vom heutigen Studiendesign qualitativ grundlegend unterscheidet. Sie wurde zwischen 1968 und 1972 durchgeführt. Die gewonnenen Daten sind absolut belastbar, denn es handelte sich um eine randomisierte Doppelblindstudie, das ist höchster wissenschaftlicher Standard.

Randomisiert bedeutet, dass Patienten per Zufallsverfahren ausgewählt werden. Doppelblind bedeutet, dass weder Arzt noch Patient wissen, welcher Gruppe sie zugeteilt sind. Diese Studien liefern aussagekräftige Erkenntnisse. Ganz im Gegensatz zu den derzeit gängigen unwissenschaftlichen Beobachtungsstudien, aufgrund derer Sie tagtäglich „beraten" werden.

Damals wurden 9432 Patienten von verschiedenen psychiatrischen Kliniken in zwei Gruppen eingeteilt. Die eine Gruppe erhielt eine Diät, bei der gesättigte Fettsäuren durch ungesättigte Fettsäuren aus Pflanzenfett ersetzt wurden. Die andere Gruppe erhielt Krankenhauskost, die reich an gesättigten Fettsäuren war. Ein solches Vorgehen wäre heute aus ethischen Gründen verboten. Aus gutem Grund.

Bei diesem wissenschaftlich korrekten Menschenversuch gab es Tote.

Tatsächlich gelang es, durch die ungesättigten Pflanzenfette eine signifikante Senkung des Cholesterinspiegels um 13,8 % zu erreichen. Doch 41 % der Pflanzenfettesser erlitten trotz des niedrigeren Cholesterinspiegels einen Herzinfarkt. Vor allem bei den über 65-Jährigen. Bei der Kontrollgruppe der tierischen Fettesser erlitten nur 22 % der Teilnehmer einen Herzinfarkt. Bei der Autopsie der Verstorbenen konnte kein Hinweis darauf gefunden werden, dass die Teilnehmer mit den hohen Cholesterinwerten mehr Arteriosklerose in den Herzkranzgefäßen hatten als die Pflanzenfettesser. Das bewies: Pro 30 mg reduziertem Cholesterin erhöhte sich das Sterberisiko um 22 %!

Die Ergebnisse der Studie „verschwanden".

Der Studienleiter, Medizinprofessor Ivan Frantz war auch Präsident der Minnesota Heart Association. Das ist eine „Non-Profit"-Wohltätigkeitsinstitution, die sich angeblich um die Herzgesundheit der

Bürger kümmert. Das Erteilen von Ernährungsratschlägen gehört ins Beratungsprofil dieser Organisation.

Die gewonnenen Erkenntnisse aus dem „Minnesota Coronary Experiment" passten so gar nicht zur Interessenlage seiner Auftraggeber, einem Margarine-Hersteller. So ließ Frantz die unliebsamen Daten bei sich im Keller verschwinden. Dort fand sie sein Sohn, der die Daten 1989 der US Gesundheitsbehörde übergab. (Deutsche Ärzte Zeitung, 02.05.2016)

Dieses interessengelenkte Experiment öffnete dem Gesundheitsbetrug mit angeblich gesundem Pflanzenfett Tür und Tor. Noch heute leidet die Gesundheit der Konsumenten darunter. Verkaufsargument ist die angebliche Gefährlichkeit von Cholesterin. Der Kunde glaubt es, der Patient auch. Der Lebensmittelindustrie hat die Vermarktung von Pflanzenfetten und Ölen riesige Gewinne in die Kassen gespült. Bis heute ist die Wissenschaft jeden Beweis schuldig geblieben, dass erhöhte Cholesterinwerte tatsächlich das Herzinfarktrisiko erhöhen.

Böses LDL-Cholesterin, gutes HDL-Cholesterin?

Jeder, der mit Cholesterinwerten konfrontiert ist, stößt auf diese wahrhaft absurde Klassifizierung des im Körper allgegenwärtigen Stoffes. Die Zellen benötigen Cholesterin dringend, um ihre komplizierte, halb durchlässige Hülle zu bauen, die zwar Nährstoffe einströmen, aber das Zellwasser nicht abfließen lassen darf. Das kann nur ein semipermeables Superfett.

Cholesterin wird zugestellt, wie bei einem Paketdienst.

Zuerst fährt ein großer Proteintransporter vollbeladen mit Cholesterin durch die Blutstraßen und liefert allen Zellen ihr dringend benötigtes Baumaterial Cholesterin, das sogenannte LDL-„Liefer Dich"-Cholesterin. Diese Low-Density-Lipoproteine gelten als „böse", da sie wegen ihrer schieren Größe schlechter durch die engen Blutbahnen passen. Was die Zelle an Cholesterin nicht gebrauchen kann, lässt sie auf der (Blut-)Straße liegen. Das nicht benötigte Cholesterin wird jetzt vom HDL-„Hol Dich"-Cholesterintransport wieder abgeholt und zur Leber zurückgebracht. Das High-Density-Lipoprotein ist natürlich kleiner. Da es weniger mit Cholesterin beladen ist, passt es besser durch die Blutbahnen und gilt deshalb als „gut". Wo war jetzt gleich der Bösewicht? Nirgendwo – Sie brauchen beides.

Tatsächlich gibt es ein Problem, wenn Sie zu viel geliefertes LDL-Cholesterin im Blut haben und zu wenig Abholservice HDL. Dann gibt es Cholesterinablagerungen. Genauso verhält es sich umgekehrt. Ein Zuviel an HDL stellt ebenfalls ein Problem dar. Wird zu viel Cholesterin vom HDL-Cholesterintransport abgeholt, gelingt der Aufbau der Zellwände nicht.

Das ist im Körper nicht anders als beim Hausbau. Wird zu viel Baumaterial gebracht, ist es blöd, denn es liegt ungenutzt in der Gegend herum. Wird zu wenig Baumaterial gebracht oder zu früh abgeholt, ist es auch blöd, denn dann kann man keine Wände bauen oder reparieren. In keinem Fall aber ist das Baumaterial schuld.

Schlechte Ladung

Damit die Leber den Cholesterinbedarf richtig regeln kann, darf sie nicht mit zu vielen Kohlenhydraten und falschen Fetten belästigt werden. Die besetzen sonst die begrenzten Transporterplätze in den Proteinen, die eigentlich für den Transport von Cholesterin benötigt werden. Blutfette, sprich Triglyceride, entstehen aus Kohlenhydraten. Zunächst werden Kohlenhydrate zu Zucker abgebaut. Wird der Zucker nicht als Energie verbraucht, wird er von der Leber in Fette umgewandelt. Gibt es genug Proteintransporter, schickt die Leber das Kohlenhydrat-Zucker-Fett genannt Palmitinsäure, mit den Transportern an Fettlagerplätze wie Bauch, Hüften, Gesäß, Oberschenkel. Im Volksmund: „Problemzonen".

Gibt es nicht genug Protein zum Abtransport, lagert die Leber die Palmitinsäure gezwungenermaßen in sich selbst ein und verfettet. Die Fettleber durch Palmitinsäure lässt den Cholesterinspiegel steigen, da jetzt der proteinabhängige Hol- und Lieferservice des Cholesterins zum Erliegen kommt. Die Kohlenhydratmast in Kombination mit Proteinmangel hat das System kollabieren lassen, nicht das gegessene Cholesterin.

Die „Cholesterinpflaster"

Cholesterin bildet nicht nur die Zellhüllen, es deckt auch wie eine Art Pflaster kleinste Blutungen in den Gefäßwänden und bei Entzündungen ab. Entzündungen sind per se nichts Schlechtes. Sie gehören zu den normalen Reparaturprozessen des Körpers dazu. Entzündungen sind ein erhöhtes Blutaufkommen an einer Verletzung. Der Körper versucht auf diese Weise, mehr Reparaturstoffe an eine defekte Zellstruktur zu leiten, um diese heilen zu können, wie etwa das Pflaster aus Cholesterin. Es repariert die Wände verletzter Zellen und stoppt die Blutung.

Da mit zunehmendem Alter die Blutgefäße brüchiger werden, gibt es mehr Blutungsquellen. Das muss alles repariert werden. Darum braucht der Organismus mehr Cholesterin für die Pflaster und fordert mehr davon an. Das ist der Grund weshalb Sie im Alter mehr Cholesterin im Blut haben. Hoffentlich.

An den Wänden der Blutgefäße verklebt es mit Kalzium und vor allem mit Blutzucker. Diese Ansammlungen führen zu den gefürchteten Verkalkungen der Schlagadern: die Arteriosklerose. Allerdings entfällt nur 1 % davon auf das Cholesterin.

Durch Cholesterinverzicht senkt man keinen Blutcholesterinwert.

Das ist ein alter Hut in der Ernährungsmedizin. Wenn Sie Ihren überhöhten LDL-Wert im Blut senken wollen – und hier geht es nur um das Missverhältnis zum HDL –, verzichten Sie auf Zucker, Fruchtzucker, stärkehaltige Kohlenhydrate, sprich Vielfachzucker wie Getreide, Kartoffeln, Mais, Reis etc. Meiden Sie gehärtete Pflanzenfette in Margarine, Backwaren und Fast Food. Erhöhen Sie die Eiweißmenge durch unverarbeitetes Fleisch. Damit erhöht sich die Transportkapazität für die Fette und das Cholesterin – Problem erledigt.

Sind HDL- und LDL-Cholesterin in einem guten Verhältnis, sind Cholesterinwerte bis 300 mg/dl bei einem ansonsten gesunden Menschen kein Problem. Es gehört zum Geschäftsmodell der Pharmaindustrie, die Angst vor erhöhten Cholesterinwerten zu schüren, denn sie hat weltweit mit Cholesterinsenkern die umsatzstärksten

Medikamente im Angebot. Um den Verkauf konstant hoch zu halten, werden immer niedrigere Cholesterinwerte angesetzt, die angeblich wichtig sind, um gesund zu bleiben. Bei Abermilliarden Umsatz im Jahr ein nachvollziehbares Marketingkonzept.

Cholesterinsenker senken keine Gesamtsterblichkeit

Die Cholesterinsenker wie sie zuhauf verschrieben werden, können hingegen echte Probleme verursachen. Sie greifen in die Leberfunktion ein und blockieren ein Enzym für die Synthese von Cholesterin, mit gravierenden Folgen für die Zellregeneration und den Stoffwechsel im ganzen Organismus. Ein hoher Preis für wenig Erfolg.

Es erfolgt eine reale Zunahme von Körpergewicht und Diabetes Typ 2. Hormone steuern und beschleunigen den Stoffwechsel. Cholesterin ist die Stoffwechsel-Drehscheibe der Hormone. Speziell die Sexualhormone Testosteron und Östrogen üben großen Einfluss aus. Wenig Testosteron – weniger Muskelaufbau. Weniger Muskulatur verschärft die Probleme mit Übergewicht, da mit den Muskeln die Zuckerverbraucher verschwinden. Viele Patienten, die Cholesterinsenker nehmen berichten über Gewichtszunahme und Diabetes. Das Department of Epidemiology des Erasmus University Medical Centre in Rotterdam hat den Zusammenhang 2019 bestätigt. Bei der Analyse der Daten von 9535 Patienten ergab sich: Wer mit einem Statin behandelt wird, hat ein um 38 % erhöhtes Risiko für Diabetes Typ 2 – so das Ergebnis nach einem Beobachtungszeitraum von 15 Jahren.

Ein unsäglicher Teufelskreis mit null Profit für den Patienten: Man will vermeintlich Arteriosklerose bekämpfen und erhöht gleichzeitig das Diabetesrisiko. Diabetes wiederum erhöht massiv das Risiko für

Herzinfarkt und Schlaganfall, denn Blutzucker ist der Hauptschuldige bei Arteriosklerose.

Arteriosklerose kommt selbst bei vegetarisch lebenden Affen und Kaninchen vor, trotz ausreichender Bewegung und ausschließlich Grünfutter, das weder gesättigte Fettsäuren noch Cholesterin beinhaltet. Wenn es um die Verhinderung von Arteriosklerose geht, gibt es einen ganz anderen Akteur, dem viel mehr Aufmerksamkeit geschenkt werden sollte: das Homocystein.

Homocystein – Gefäßwandentzündung – Arteriosklerose – Impotenz – Herzinfarkt

IMMER ENGER – IMPOTENZ

Impotenz durch Arteriosklerose

Die Verengung der Blutbahnen zeigt sich anfänglich unter anderem durch Potenzschwäche. In den feinsten Gefäßen der Geschlechtsorgane, bei Mann wie Frau, machen sich Durchblutungsstörungen schnell bemerkbar. Frauen mit Arteriosklerose leiden häufig unter Scheidentrockenheit, Lustlosigkeit und Orgasmusstörungen. Beim Mann ist dieses Problem durch Potenzstörungen noch offensichtlicher. Ein nicht mehr voll erigiertes Glied ist häufig das erste Anzeichen von Ablagerungen in den Blutbahnen. Damit sind alle Blutbahnen gemeint, auch die des Herzens, der Nieren und des Gehirns. Tatsächlich können Potenzprobleme ein Hinweis auf einen drohenden Schlaganfall, Herzinfarkt oder eine Beeinträchtigung der Nieren sein. Laut deutschen Internisten ein weitreichendes Problem.

6 Millionen Männer in Deutschland leiden an kompletter Impotenz, bei den über 50-jährigen sind 80 % organisch bedingt, davon 45 % durch Arteriosklerose. Die US-Amerikaner haben ähnliche Probleme. Von Impotenz bedroht sind 15 von 100 Bluthochdruckpatienten, 30 von 100 Diabetikern, 40 von 100 Herzkranken. Alle leiden unter verengten Gefäßen, die zu den lebensgefährlichen Krankheitsbildern führen. Die Gefäße werden von den Ablagerungen verengt, die durch Entzündungen entstehen. Die entscheidende Frage lautet: Wie entstehen die Entzündungen an den Wänden der Blutbahnen?

Homocystein, „das neue Cholesterin"

Homocystein ist ein giftiges Abbauprodukt des Stoffwechsels im Blut. Es reagiert dort mit Eisen und Kupfer und bildet giftige Oxidationsprodukte, die die Gefäßwände schädigen und damit Entzündungen hervorrufen. Die Uni Hohenheim zeigt in Studien auf, dass bereits eine geringe Erhöhung des Homocysteinspiegels im Blut das Arterioskleroserisiko steigen lässt. Normalerweise verhält sich Homocystein unproblematisch, da es unter der Einwirkung von Vitamin B12, B6 und Folsäure rasch aus dem Blut entsorgt wird. Leider ist die deutsche Bevölkerung mit genau diesen hitzeempfindlichen(!) Vitaminen tatsächlich extrem schlecht versorgt. Somit verbleibt Homocystein in den Blutbahnen. Dieser für die Gefäße hochgefährliche Stoff schädigt jetzt die innere Schicht der Blutbahnen derart, dass es zu Verletzungen der Gefäßwände kommt. Jetzt muss der Körper mit der Reparaturmaßnahme „Entzündung" eingreifen. Die Entzündung sorgt dafür, dass ausreichend Material angeliefert wird, um die „Wunde" zu versorgen. Es braucht Pflaster aus Cholesterin, Bindegewebsfasern und Zellmaterial. Wie bereits erwähnt, bestehen hier nur lächerliche 1 % der Ablagerungen aus Cholesterin. An dieses Zellaufkommen der Wundversorgung lagern sich Kalzium und Blutzucker an. Die arteriosklerotische Verengung der Blutbahn beginnt. Bei zu viel Zucker im Blut findet dieser Prozess häufig statt. 75 % der Diabetiker mit ihrem Blutzuckerproblem sterben an Arteriosklerose.

Der Kampf gegen Arteriosklerose kann gewonnen werden.

Die Deutschen essen nicht zu viel Cholesterin, sondern viel zu wenig gesundes, ungegartes Fleisch. Die üppig im Fleisch enthaltenen, aber hitzeempfindlichen B-Vitamine und Folsäure beseitigen das schädliche Homocystein.

B12 kommt nur in tierischen Lebensmitteln vor, in erster Linie in rohem Fleisch und Leber.

B6 kommt ebenfalls vor allem in Muskelfleisch und Leber vor. Folsäure in der am leichtesten verwertbaren Form findet sich in Fleisch, Leber, Eiern. Aber nur in der rohen Form! NUR IN DER ROHEN FORM! Leberkäsweck, Rinderbraten und Schnitzel helfen nix.

Laut Vegetarier-Bund leiden viele Vegetarier und vor allem Veganer unter einem Mangel an B12, dem wichtigsten aller Vitamine. Die größte Interessenvertretung der vegetarisch oder vegan lebenden Menschen Deutschlands mahnt seine Anhänger, auf ihre B12-Versorgung zu achten.

Laut Vegetarierbund leiden 65 % der Vegetarier und 83 % der Veganer an einem Vitamin-B12-Mangel[14].

Bei einer lang andauernden fleischlosen oder fleischarmen Mangelernährung verschärft sich dieses gravierende Problem. Der Körper hat für das wichtige Vitamin B12 einen Speicher in der Leber, aber nach drei bis sieben Jahren ist er geleert. Danach zeigen sich die

Auswirkungen dieses Vitamindefizits:

- mangelhafte DNA-Synthese durch gestörte Zellteilung
- Blutarmut durch zu wenige und zu große rote Blutkörperchen
- Störungen des Nervensystems, von „Ameisenlaufen" an den Beinen bis hin zu Störungen beim Gehen
- Der Einfluss von B12 auf das Gehirn ist immens, bei andauerndem Mangel droht eine Psychose, Depression oder Demenz.

Die zerstörerischen Schäden, die die Unterversorgung von B12 im Gehirn anrichtet, sind nicht mehr rückgängig zu machen. Braucht es mehr Beweise als die Tatsache, dass das wichtigste aller Vitamine im menschlichen Körper am besten durch Fleisch zu erhalten ist?

Fleisch ist das wahre, artgerechte Superfood.

DIE WAHRHEIT ÜBER FLEISCH UND LUST

Kommunikation, Nähe, Trieb

Die Sexualhormone machen Lust auf Sex. Allen voran das Testosteron bei Mann und Frau. Der Mensch hat Lust auf Lust, denn Vermehrung ist oberstes Gebot der Natur. Der Mensch nutzt Sex ebenso zur Kommunikation und zur Befriedigung seines Bedürfnisses nach Nähe. Ein Dankeschön an die menschliche Natur. Denn anders als bei den meisten Tieren, wo allein die Fortpflanzung den Trieb bestimmt, hat Sex beim Menschen viele Facetten: von Triebbefriedigung über sinnliche Liebe bis hin zum anarchischen Befreiungsschlag. Ohne Reproduktionsgedanken, ein Leben lang.

Sex ist die beste aller natürlichen Drogen.

Sex funktioniert am besten, wenn Sie körperlich und seelisch gesund sind. Eine Droge, mit der die Natur Sie belohnt für ein, im natürlichen Sinn, gut gelebtes Leben. Umgekehrt hält lustvoller Sex nachweislich jung und gesund. Jede sexuelle Erregung erzeugt im ganzen Körper eine Gefäßerweiterung durch die Ausschüttung von Stickstoffmonoxid. „Gefäßerweiterung" ist gleichbedeutend mit guter Durchblutung. Dadurch behält bei der Frau die Vagina die Fähigkeit, feucht zu werden, auch nach der Menopause. Zudem werden bei jedem Orgasmus Hormone ausgeschüttet, Drüsen und Gebärmutter kontrahieren.

Je öfter der Mann über 40 Sex hat, desto seltener kommt es zur Vergrößerung der Prostata. Jede Ejakulation bringt eine Kontraktion der Prostata mit sich und „spült" diese. Das verhindert Gewebewucherungen, aus der sich entartetes Gewebe entwickelt. US-Forscher untersuchten über einen Zeitraum von 18 Jahren 32000 Männer. Sie fanden heraus, dass bei maximal sieben Ejakulationen monatlich 1041 Probanden an Prostatakrebs erkrankten. Bei mehr als 21 Ejakulationen im Monat erkrankten nur 290 der Männer.

Immer mehr sexuelle Störungen

In den letzten Jahren verzeichnen Ärzte und Therapeuten in Deutschland einen signifikanten Anstieg der sexuellen Störungen bei beiden Geschlechtern.

Bei den deutschen Männern breitet sich Impotenz aus. Mehr als die Hälfte der über 40-Jährigen hat zumindest teilweise Probleme mit ihrer Potenz. Etwa 20 % der Männer haben mittlere bis schwere Erektionsprobleme. Jeder Dritte über 60 leidet daran.

Bei den Frauen ist Lustlosigkeit das größte Problem. Therapeuten sprechen von 40 % bei den über 30-Jährigen, mit steigender Tendenz: Bei den über 60-Jährigen sind es schon doppelt so viele. Selten liegen angeborene organische Defekte vor.

Lustverlust im Lauf des Lebens kann viele Gründe haben: Ein Partner, der nur intellektueller Partner ist, psychosoziale Konflikte oder eine komplett degenerierte Nahrung. Deren organische Auswirkungen, wie Fettleibigkeit, Arteriosklerose, Diabetes, Blutarmut, Kraftlosigkeit, Depressivität, Bluthochdruck, Herz-Kreislauf-Probleme, Arthritis und Gicht, sind allesamt Lustkiller. Nicht nur im Alter.

Sex ist im technischen Sinn hormonell gesteuert und im funktionalen Sinn eine Frage der Durchblutung. Genau betrachtet sind beide Prozesse hormonell bedingt. Denn auch die Durchblutung wird von einem Gewebshormon gesteuert. Beides lässt sich mit der richtigen

Ernährung maßgeblich beeinflussen. Die Aminosäuren sind der Schlüssel. Aus ihnen werden die Proteine und Hormone gebildet, die für die sexuellen Abläufe nötig sind.

Stickstoffmonoxid und Testosteron sind Hauptakteure beim Sex.

Allerdings leidet bereits jeder vierte Mann in Deutschland unter zum Teil erheblichem Testosteronmangel. Bei Frauen wird der Testosteronwert oft nicht gemessen, nicht ernst genommen oder nicht richtig interpretiert, obwohl ebenfalls viele Frauen unter Testosteronmangel leiden. In der Geschichte über guten Sex sind die beiden Akteure Testosteron und Stickstoffmonoxid auf einen Hauptdarsteller angewiesen.

Der „Königsmacher" beim Sex ist Arginin.

Von den 20 Aminosäuren, die Sie benötigen, können zehn vom Körper selbst gebildet werden, acht müssen mit der Nahrung zugeführt werden und zwei sind bedingt vom Körper selbst herstellbar.

L-Arginin ist eine semi-essentielle Aminosäure. Semi heißt halb, denn Arginin ist eine der beiden Aminosäuren, die nur zum Teil vom Organismus selbst hergestellt werden können. In Perioden großen Bedarfs, wie Wachstum, Schwangerschaft, Krankheit, großen Verletzungen mit Knochenbeteiligung, reichen die körpereigen gebildeten Kontingente kaum aus. Genauso ab der Lebensmitte, wenn die Leber in zunehmendem Maß die Proteinproduktion zurückfährt. Ab diesem Zeitpunkt fehlt es mehr oder weniger an allen Aminosäuren. In der Folge kommt es zu einem Verlust an Leistungsfähigkeit und Kraft, oft begleitet von Depressionen.

Ein funktionierender Leberstoffwechsel ist die Voraussetzung dafür, dass genügend Proteine gebildet werden und Sexualhormone im richtigen Maß abgebaut und ausgeschüttet werden. Funktioniert die Leber nicht mehr richtig, kann es bei Frauen zu Menstruationsbeschwerden kommen. Männer können Brüste und eine „Bauchglatze" entwickeln, sprich, sie verlieren die Körperhaare in der Bauchregion. Bei alkoholkranken Menschen lässt sich beides beobachten, denn Alkohol behindert die Proteinsynthese. Kohlenhydratmast kann ähnliche Auswirkungen haben, bis hin zur nicht Alkohol bedingten Fettleber. Dass sich dann die Lust an der Lust schwierig gestaltet, braucht nicht viel Fantasie.

1998 wurde der Medizin-Nobelpreis für die Erkenntnisse über L-Arginin verliehen.

Gut, dass mit L-Arginin eine Aminosäure gegessen werden kann, die die Leber vor Eigenvergiftung schützt. Das funktioniert über L-Ornithin, eine Aminosäure, die nicht an komplexe Eiweiße gebunden ist und durch Stoffwechselvorgänge aus L-Arginin gebildet wird. L-Ornithin ist über den Protein-Ammoniak-Harnstoffzyklus für die Entgiftung der Leber zuständig. L-Ornithin kann nicht mit Pflanzennahrung aufgenommen werden. Pflanzen haben keine Leber, die sie reinigen müßten.

Nachdem L-Arginin und L-Ornithin die Leber vor der Eigenvergiftung geschützt haben, sind sie an der Bildung von Enzymen, Neurotransmittern und Hormonen beteiligt. Ursächlich sind sie für die Entstehung des Wachstums- und Anti-Aging-Hormons Somatotropin zuständig.

Mehr Sexualhormone bedeutet mehr Muskelwachstum, mehr Leistungsfähigkeit, ein besseres Immunsystem, bessere Fettverbrennung, schönere Haut, Haare, Bindegewebe, mehr Lust, mehr Libido, besserer Sex.

Die Aminosäure L-Arginin besitzt den höchsten Stickstoffgehalt.

Stickstoff ist das Alleinstellungsmerkmal der Proteine. Fette und Kohlenhydrate besitzen kein Stickstoffmonoxid und haben somit keine gefäßerweiternde Wirkung. Stickstoff hat diesen chemisch nicht ganz korrekten Namen wegen seiner Eigenschaft, Flammen zu ersticken. Er wirkt basisch und blutgefäßerweiternd.
(Anmerkung der Autorin: Achtung, Beobachtungsstudie! Vielleicht liegt hier des Rätsels Lösung, warum die uralten Spanier oder Sarden so viel rauchen können und die gefäßverengende Nebenwirkung des Rauchens so wenig zu spüren bekommen. Sie essen sehr viel argininhaltiges Fleisch. Die gefäßerweiternde Wirkung des Arginins gleicht vielleicht die gefäßverengende des Rauchens wieder aus. Vielleicht.)

Sex – der Giftgasangriff

Aus L-Arginin bildet der Körper Stickstoffmonoxid oder Nitritoxid[15]. Eigentlich ein Radikal und die sind doch total böse und müssen ganz arg bekämpft werden – oder ist das schon wieder ein Märchen? Stickstoffmonoxid ist ein gefäßaktivierendes Molekül, das die Blutgefäße weiten kann. Es wird von den Gefäßinnenwänden selbst hergestellt. Die Wände der Blutbahnen reagieren auf Druck. Flutet mehr Blut an, erhöht sich der Blutdruck und die innerste Schicht der Gefäßwände bildet Stickstoffmonoxid. Ein Nebel aus Giftgas auf einer Fläche von sechs Tennisfeldern. Großartig. So verschafft sich das Gefäßsystem eine bessere Kapillardurchblutung. Kapillare sind die feinsten Gefäße der Blutbahnen. Sie finden sich unter anderem in Penis, Vagina und Klitoris. Deshalb spielt Stickstoffmonoxid beim Sex eine so maßgebliche Rolle. Das Gas erweitert diese Gefäße bei Erregung. Allerdings hat die Natur einen Trick eingebaut: Das Gas wird nur dann beim Sex in den Gefäßwänden gebildet, wenn ein mentaler Reiz im Gehirn stattfindet. Denn von hier aus werden die hormonellen Befehle erteilt.

Das größte Sexualorgan ist das Gehirn.

Jetzt sind Sie wieder am Anfang der Stoffwechselgeschichte angelangt. Sie begegnen einem alten Bekannten wieder: dem „Chef" aller Hormonprozesse, dem Thalamus, der sogenannte „Sehhügel". Der Chef auf dem Sehhügel entscheidet in Sachen Sex. Je nachdem, was ihm an Sinneseindrücken gemeldet wird bzw. er registriert, entscheidet er, ob Hormone für den Sex ausgeschüttet werden oder nicht. Das ist generell nur möglich, wenn genug L-Arginin-Aminosäuren[16] im Blut vorhanden sind, aus denen er Stickstoffmonoxid bilden lassen kann. Soll heißen: Blutgefäße erweitern, damit Blut einströmt in die feinen Gefäße der Geschlechtsorgane.

Nur wenn Sie genug vom richtigen Protein gegessen haben, kann geliefert werden.
Hier liegt die Schnittmenge von Essen und Sex.

Viagra

Die blaue Raute ist ein Helferlein wenn es eng wird auf dem Weg zum befriedigenden Sex. Der Viagra-Wirkstoff Sildenafil ermöglicht die Freisetzung von Stickstoffmonoxid im Organismus. Ursprünglich wurde Sildenafil zur Bekämpfung von Bluthochdruck entwickelt, da seine gefäßerweiternde Wirkung den Blutdruck senken sollte. Es überzeugte in dieser Angelegenheit jedoch nicht wirklich. Stattdessen berichteten die Probanden der Medikamententests von guter Durchblutung des Penis und einer gesteigerten Erektionsfähigkeit. Aber:

Viagra hat keine Befehlsgewalt über den Thalamus.

Darum funktionieren Viagra und andere Potenzmittel nur, wenn schon ein Erregungszustand im Gehirn besteht. Sildenafil kann nur die Hemmung der Freisetzung von Stickoxid beseitigen. Viagra kann das Gewebshormon nicht selbst herstellen oder seine Herstellung befehlen. Das macht der Chef auf dem „Sehhügel" nach wie vor selbst. Wenn ein Mann seine Partnerin oder die Situation nicht erregend findet, macht der Thalamus nicht mit – trotz Viagra. Keine echten Reize, keine Befehle an das Gewebehormon Stickstoffmonoxid, keine Reaktion. Es passiert – nix.

Viagra könnte Frauen helfen.

Auch bei Frauen erhöht die gute Durchblutung von Klitoris und Vagina das Lustempfinden und die Orgasmusfähigkeit. Theoretisch könnte Viagra Frauen helfen. Theoretisch.

Der „alles sehende“ Thalamus ist der Grund dafür, weshalb Viagra nur in seltenen Fällen bei Frauen hilft. Viagra wirkt dann, wenn bei der Frau rein körperliche Beschwerden vorliegen, etwa eine arteriosklerotische Verengung der Blutgefäße, wie bei Diabetes. Durch die Arteriosklerose wird die Durchblutung der feinen Blutbahnen der Vagina behindert – sie wird nicht mehr feucht. In der Regel liegt bei den Frauen aber ein ganz anderes Problem vor. Sie bräuchten allermeist eine Pille, mit der sie sich ihren wirtschaftlichen Versorger, guten Gesprächspartner oder Kindesvater erregend schlucken könnten. Es müsste ein Wirkstoff sein, der den „Sehhügel“ dominiert und beherrscht. Diese Tablette muss noch erfunden werden, da hilft tatsächlich auch Fleisch essen nix. Für alle anderen Fälle gilt:

GEILES FLEISCH MACHT GEILES FLEISCH.

Schon wieder schlechte Nachrichten für Pflanzenesserfreunde.

Stickstoff ist nicht der einzige Faktor, der Unterstützung für die Sexualfunktionen bietet. Eine weitere Aminosäure, die hier einen wesentlichen Beitrag leistet, ist L-Carnitin. Dieser Eiweißbaustein wirkt wie Testosteron. Es steigert die Libido bei beiden Geschlechtern, das sexuelle Verlangen und die Orgasmusfähigkeit der Frau, L-Carnitin ist in pflanzlichen Lebensmitteln so gut wie gar nicht vorhanden. Warum auch, Pflanzen haben keinen Sex. Gute Nachricht für Diabetiker, die oft unter Erektionsproblemen leiden: L-Carnitin und L-Arginin verbessern nachweislich die Insulinsensitivität der Zellen, helfen, den Blutzucker zu regulieren und speziell L-Carnitin erhöht den

Muskelaufbau und die Fettverbrennung. L-Arginin als Ausgangsstoff für Stickstoffmonoxid und L-Ornithin sowie L-Carnitin als „Testosteronbooster" und Fettverbrenner sind ein Segen beim Abnehmen, für die Lust, Lustempfinden, Potenz und Orgasmusfähigkeit.

L-Arginin in der wirkungsvollen Größe von 3000 mg pro Tag ist mit Pflanzennahrung kaum zu machen, jedoch lässig mit täglich 200 g Fleisch, egal ob Rind- oder Schweinefleisch. Beide weisen mit 1500 mg pro 100 g ein optimales Aminosäurenprofil auf. Dasselbe gilt für L-Carnitin.

Die wichtigen Vitamine B12, B6, B9 (Folsäure) sind im rohen Fleisch ebenfalls in optimaler Menge vorhanden und beseitigen das Arteriosklerose-Risiko durch Homozystein gleich mit. So erklären sich die in mehr als 3000 Studien nachgewiesenen Fähigkeiten des L-Arginins im Kampf gegen Diabetes, Erektionsstörungen, Herzerkrankungen, generelle Durchblutungsstörungen, Haarausfall, Tinnitus, ...

Fleisch verbieten für Diabetiker?
Fleisch verbieten für Herzkranke?

Zur Erinnerung: Die semi-essentielle Aminosäure L-Arginin ist die einzig mögliche Vorläufersubstanz von Stickstoffmonoxid. Stickstoffmonoxid ist nachweislich gefäßerweiternd und wird auch in Form von Nitrospray bei Herzattacken, bedingt durch Angina Pectoris, eingesetzt. Es erweitert die verengten Herzkranzgefäße, um wieder die Durchblutung des Herzens zu ermöglichen. Richtig erkannt:

Sprengstoff gegen den Herztod

Guter Sex – gesundes Herz – langes Leben

In Sachen Herzgesundheit gibt es eine wichtige Institution, die „European Society of Cardiology". Diese Gesellschaft veranstaltet den zweitgrößten medizinischen Fachkongress der Welt. Vor diesen Herzspezialisten präsentierte 2018 der kanadische Epidemiologe Andrew Mente die Ergebnisse seiner über sieben Jahre geführten Ernährungsstudie. Diese bisher größte internationale Ernährungsstudie wurde mit 138 000 Teilnehmern aus 21 Ländern (USA, Europa, Südamerika, Mittlerer Osten, Afrika, Südasien) durchgeführt. Mit eindeutigem Ergebnis:

> *„Die beste Ernährung für ein langes Leben – rotes Fleisch und Milchprodukte gehören dazu." Veronika Schlimpert*[17]

Die Empfehlungen auf diesem internationalen Kongress für ein langes, gesundes Leben:

- Täglich rotes, unverarbeitetes Fleisch essen, am besten 1,5 Portionen.
- Ca. 18 % der täglichen Kalorien sollten aus Protein stammen.
- Ebenfalls gesund für das Herz sind Vollfett-Milchprodukte.
- Eine Ernährung mit viel Stärke ist schädlich (Stärke aus Getreideprodukten, Reis, Mais, Kartoffeln).

Warum in deutschen Kardiologenkreisen wohl darauf bestanden wird, diese wichtigen Erkenntnisse nur untereinander zu besprechen und die Patienten nicht darüber zu unterrichten? Antwort der Kardiologen: Man wolle die Patienten nicht verunsichern. Ach so.
Eine andere Erklärung finden Sie im Kapitel „Raubtierkapitalismus frisst vegetarisch"

Der Körper ist ein fantastisches System, selbstregenerierend, selbstheilend und immer auf Selbsterhalt bedacht. Allerdings hat dieses System einen „Nachteil“: Der Körper hat nicht mit dieser absurden, menschengemachten, herbeigezüchteten, nicht artgerechten Energieversorgung gerechnet. Der Stoffwechsel war und ist nicht auf diese Zuckerschwemme eingerichtet. Dazu ist er rein organisch gar nicht in der Lage und wird es nie sein. Die Kohlenhydratmast aus Pflanzenstärke und dem daraus entstehenden Zucker sind das größte Problem, unabhängig von Herkunft und Blutgruppe des Einzelnen.

Bei aller Individualität –
es gibt im Organismus nur eine Bauchspeicheldrüse,
die den einzigen Stoff produzieren kann,
der diese schädliche Zuckerflut
aus dem Blut beseitigen kann:

Insulin.

DER SCHLÜSSEL – INSULIN

Das Hormon Insulin öffnet die Zelle für die Nährstoffe Eiweiß, Fett und Zucker. Kohlenhydrate und Zucker sind zwei Wörter für denselben Stoff. Alle Kohlenhydrate die Sie essen, egal ob Möhre, Bonbon oder Vollkornbrot, werden zu Zucker verstoffwechselt. Zucker braucht das Hormon Insulin, um aus der Blutbahn heraus in die Zellen geschleust zu werden. Sonst kommt es zu dem gefürchteten Blutzucker, der die Blutgefäße verstopft. Fleisch und Fett bewirken zwar ebenfalls eine Insulinausschüttung, aber viel weniger und viel langsamer. Ein gewisses Kontingent an Zucker im Gewebe, vor allem in der Muskulatur, sorgt für schnelle Leistungsfähigkeit. Ihr Gehirn ist ohnehin auf Zucker angewiesen.

Es besteht überhaupt keine Notwendigkeit, Zucker oder Stärke zu essen.

Mit Zucker ist es wie mit Fett und Cholesterin. Der Körper braucht ihn, also stellt er ihn in der Leber selbst her. Und zwar in dem Maße, wie er im Organismus angefordert wird. So einfach ist das. Das geht beim Zucker besonders leicht, denn die Leber kann ihn bei Bedarf aus den Kohlenhydraten aus Obst und Gemüse, und zudem aus Fett und Proteinen herstellen. Kein Problem. Kommt zu viel Zucker aus der Nahrung ins Blut der nicht verbraucht werden kann, ist nicht nur das Blut überzuckert. Auch der Urin wird süß.

Der „honigsüße Durchfluss"

Diabetes mellitus wird so genannt, da die Ärzte früher anhand des süßlichen Geruchs oder Geschmacks des Urins Diabetes erkennen konnten. Es gibt zwei Hauptarten von Diabetes: Typ 1 und Typ 2. Gemeinsam ist beiden, dass es ein Problem mit zu viel Zucker im Blut gibt.

Bei Diabetes Typ 1 fehlt dem Patienten das Insulin komplett. Meist ist die insulinproduzierende Bauchspeicheldrüse defekt. Deswegen sind Diabetes-1-Menschen häufig so schlank. Ihnen fehlt der nährstoffeinschleusende Mechanismus. Davon sind in Deutschland 300 000 Menschen betroffen. Diese Patienten müssen das lebensnotwendige Insulin spritzen, damit sie diesen hormonellen Nährstofftransporter bekommen.

Diabetes Typ 2 entsteht durch Kohlenhydratmast.

Diabetes Typ 2 ist so gut wie immer ernährungsbedingt. Die Zellen der Patienten sind meist gestopft mit Zucker. Die Zellen bilden einen Widerstand gegen das Transporthormon Insulin aus, um nicht noch mehr Zucker aufnehmen zu müssen: eine sogenannte Insulinresistenz der Zellen. Dazu kommt noch, dass die überforderte Bauchspeicheldrüse erschöpft ist. Sie musste zu oft Insulin produzieren und ausschütten. Die arme Bauchspeicheldrüse kann kaum ihrer Aufgabe nachkommen und weiterhin Insulin abgeben. Jetzt gibt es wie beim Typ-1-Diabetes zu wenig Insulin im Blut. Dadurch entsteht auch hier ein gravierender Nährstoffmangel, denn nicht nur Zucker, auch Eiweiß und Fett gelangen nur über den Türöffner Insulin in die Zellen. Fehlt Insulin, fehlen das muskelaufbauende Protein und das hormonbildende Fett. In der Zelle befindet sich nur noch der Dickmacher Zucker, der nicht mehr verbraucht werden konnte. Die Zellen öffnen sich nicht mehr.

Das fehlende Protein in der Zelle für den Muskelaufbau ist dramatisch, denn gerade die Muskulatur könnte mehr Zucker verbrauchen.

Der Mensch ist quantitativ überernährt, aber qualitativ mangelernährt. Offensichtlich verfettet und erschlafft, mit schwachen Armen und Beinen, hängendem Hintern, aber prallem Bauch. Das gibt es in jeder Gewichtsklasse.

Die Insulinresistenz der Zellen sorgt für ein ständiges Hungergefühl. Zu Recht, denn dem Körper fehlen die wichtigsten Nährstoffe Eiweiß und Fett. Dieses Hungergefühl treibt den armen Menschen dazu ohne Unterlass Kohlenhydrate zu essen. Das ist für sein Gefühl der einzige Weg, um an Energie zu kommen. Die Kohlenhydrate werden im Blut wie immer zu Zucker zerlegt und der Zucker muss mit Insulin aus der Blutbahn geschafft werden, da er sonst die Gefäße verzuckert. Die gequälte Bauchspeicheldrüse muss weiterhin Insulin produzieren, denn die Zuckerflut im Körper reißt nicht ab. Das gelingt dem versagenden System immer schlechter. Und schlechter. Und schlechter. Und irgendwann gar nicht mehr. Der Zucker lagert sich in den Blutbahnen ab. Die feinen Gefäße der Augen, der Nieren, des Penis, der Vagina, des Herzens und der Nerven sind besonders betroffen. Es kommt zur Erektionsschwäche oder Scheidentrockenheit, oft die ersten Anzeichen für einen drohenden Herzinfarkt oder Schlaganfall. Mann und Frau könnten jetzt Viagra schlucken, um den Blutfluss im Penis und in der Vagina zu verbessern. Besser wäre es aber, den Zucker gar nicht erst ins Blut gelangen zu lassen.

Woher kommt der viele Zucker?

Noch einmal: Alle Kohlenhydrate werden zu Zucker abgebaut. Alle Zuckerarten gehören zu den Kohlenhydraten, egal ob Industriezucker, Honig oder Bio-Dicksäfte, aber auch alle Gemüsesorten, besonders die unterirdisch wachsenden wie Möhren, Rote Bete und Pastinaken. Obst zählt zu den Kohlenhydraten, natürlich auch Smoothies. Obwohl Fruchtzucker wenig Insulin braucht, blockiert er den Fettstoffwechsel der Leber und führt so zu deren Verfettung. Auffällig in Sachen Blutzucker sind die Polysaccharide. Wie der Name schon sagt, sind das die Vielfachzucker, die Stärke. Dazu zählen Hülsenfrüchte, wie Erbsen, Bohnen und Linsen, Erdnüsse, Reis (Naturreis), Kartoffeln, Kartoffelprodukte, wie Pommes frites und Chips, Mais und Maismehlprodukte. Am schlimmsten sind Getreideprodukte wie Brot, Müsli, Nudeln, auch aus Vollkorn. Den diabetischen Super-GAU bildet Weizen mit seinem Klebereiweiß. Selbst ohne Diabetes. Der Kleber der Stärke ist die Energie der Pflanzen und war von der Natur niemals als Nahrung für den Menschen vorgesehen, schon gar nicht in diesen Mengen. Der Mensch hat diese Pflanzen für den Konsum gezüchtet. Ein fataler Fehler, der sich bitter rächt.

Stärke zerstört Ihr Gebiss
und macht Sie fett, alt und krank.

Diabetes Typ 2 – die böse Fratze der Zivilisationsnahrung

Bei sinkendem Fett- und Fleischverzehr werden automatisch mehr Kohlenhydrate aus Stärke, Zucker und Fructose gegessen. Die Folge: weltweit sprunghaft steigende Diabetesraten. Aktuell sind bekanntermaßen eine halbe Milliarde Menschen betroffen. Durch die mangelnde ärztliche Versorgung in vielen Ländern dürfte die Dunkelziffer weitaus höher sein. Und das nicht nur durch die ständig abgesenkten Blutzuckerwerte der Gesundheitsindustrie. Impotenz, Amputationen, Erblindungen, Nierenversagen, Nervenschäden, Demenz, Krebs und Herzinfarkte durch zu hohen Blutzucker sind real.

Mit 12% Diabetikern ist Deutschlands Bevölkerung EU-Spitzenreiter.

Die Diabetiker verursachen 35 Milliarden Euro Kosten pro Jahr. Täglich gibt es rund 1000 neue Diabetiker Typ 2. Besonders bedenklich ist, dass Diabetes Typ 2 bei den 30-Jährigen zu 70% häufiger diagnostiziert wird als noch vor einigen Jahren.

Der Skandal: Diabetes Typ 2 ist eine Erkrankung, die im Anfangsstadium ganz einfach zu heilen ist, rein durch Ernährungsumstellung. Ohne ein einziges Medikament.

Tatsächlich passiert in Deutschland Folgendes: Trotz ärztlicher Betreuung, DGE-zertifizierter Ernährungsberatung und obwohl die Deutschen Spitzenreiter im Schlucken von Diabetes-Medikamenten sind:

- Jährlich 50000 amputierte Zehen, Füße, Beine aufgrund diabetischer Durchblutungsstörungen. Das ist traurige Weltspitze.
- Hohe Insulinspiegel verursachen Entzündungserscheinungen im Gehirn: Diabetiker erleiden zu 66 % häufiger eine Demenz.
- Jährlich 2000 neu Erblindete durch Verzuckerung der Sehnerven
- Diabetes ist die häufigste Ursache für Dialyse durch Nierenversagen
- 20% bis 40% der Diabetiker erleiden irreversible Nierenschäden

- 4 von 5 Herzinfarkte durch Diabetes
- Alle 20 Minuten ein Diabetes-Toter in Deutschland

Will man den Diabetikern nicht helfen?

Anders lässt es sich kaum erklären, warum die von den Krankenkassen finanzierten Ernährungsberater immer noch die Vollkorn-Joghurt-Salat-Leier herunterbeten. Das Masteiweiß von zu viel Milchprodukten ist am Anfang der Ernährungsumstellung kontraindiziert bei Diabetes. Es ist kein Geheimnis, dass von Müsli und Joghurt kein Diabetiker gesund wird. Die Ärzte wissen das, die Berater wissen das, die Deutsche Gesellschaft für Ernährung weiß das ebenfalls. Jahrzehnte falscher Ernährungsberatung zeigen das. Tragischerweise wird mit der offiziell empfohlenen Ernährung niemand kraftvoll. Wobei gerade in einer gut entwickelten Muskulatur die Heilung von Diabetes liegt. Die Muskelzellen besitzen die meisten Mitochondrien, und das sind die Zellkraftwerke, die den Blutzucker natürlicherweise verbrauchen.

Genauso schlimm geht es bei den Gesundheitsesoterikern zu.

Die ignorieren die verzweifelten Kommentare in ihren Diabetiker-Foren. Dort stehen Patienten fassungslos ihren stetig steigenden Langzeit-Blutzuckerwerten gegenüber, obwohl sie ganz brav täglich frisch angerührtes Basenmüsli mit Sojamilch essen und selbst gekochte Gemüsesuppe. Dazwischen haben sie Globuli und gesalzene Milchzuckerpillen geschluckt. Zudem Smoothies und Aloe-Vera-Schleim getrunken. Die teure Lava-Erde zur obligatorischen

Darmreinigung hatten sie selbst zerstoßen. Alles vergebens.

Liegt am schlechten Karma, wenn die davon nicht gesund werden.

Vegetarismus muss es doch richten – oder?

Der Irrtum, der dieser Annahme zugrunde liegt, gründet wieder einmal auf den unwissenschaftlichen Beobachtungsstudien. Die wollen nachweisen, dass es einen Zusammenhang gibt zwischen praktiziertem Vegetarismus und geringerer Diabetes-Häufigkeit. Das ist so einfach wie falsch. Dass die hiesigen gutsituierten Vegetarier eher auf Bewegung und Ernährung achten, weniger rauchen und im abbezahlten Eigenheim ruhiger schlafen, ist kein Geheimnis. Der Schichtarbeiter mit Currywurst, Bier und Zukunftsangst ist eher von Diabetes betroffen.

Totgekochte Chemiewurst hat nichts mehr mit Fleisch zu tun.

Allen Ernstes wird versucht, einen völlig absurden Zusammenhang zwischen Fleischverzehr und Diabetes zu konstruieren. Dazu sei angemerkt: Laut „agrarheute", den Nachrichten für die Landwirtschaft, hat Indien mit nur 4,5 Kilogramm Fleisch den weltweit geringsten Fleischverbrauch pro Kopf. Mit 40 % Vegetariern ist Indien die größte Vegetarier-Nation der Erde. Obwohl in Indien das durchschnittliche Sterbealter bei nur 68 Jahren liegt, weist das Land mit die meisten Diabetiker weltweit auf. Daran ist nicht das hohe Alter der

Inder schuld, dafür sterben sie viel zu früh, unter anderem an den Folgen ihres Diabetes. Das böse, böse Fast Food scheidet ebenfalls aus. Auf dem Land gibt es das in Indien sowieso nicht und kaum einer kann es sich leisten. Aus religiösen Gründen wird allerorten selbst gekocht und zwar ganz konsequent. Hingegen wird der Verzehr von Rindfleisch mit bis zu fünf Jahren Gefängnis bestraft.

In der Vergangenheit hat nur der Hunger die Inder vor Diabetes bewahrt. Es waren die langen Fastenperioden zwischen den kohlenhydratreichen Mahlzeiten, die die Blutzuckerschwemme in Schach hielten. Neudeutsch nennt man das „intermittierendes Fasten". De facto war es der schiere Hunger, der Diabetes verhinderte. Doch seit der „Grünen Revolution" stehen noch mehr Getreide, Reis und Hülsenfrüchte zur Verfügung. Jetzt wird auch in Indien nicht nur einmal täglich gegessen, sondern zwei- oder dreimal täglich. Diese Kohlenhydratflut verkraftet der Organismus nicht mehr unbeschadet. Trotz Yoga, Meditation und fantastischer Ayurveda-Medizin sterben die Menschen häufig an Herz-Kreislauf-Erkrankungen. Bluthochdruck bei jungen Erwachsenen ist gang und gäbe, jede vierte Frau und jeder dritte Mann leiden darunter. Bei den Herzinfarkten sind die Inder ebenfalls absolute Weltspitze. Und nein, Diabetes kommt nicht von mangelnder Hygiene oder Umweltverschmutzung. Diabetes Typ 2 ist definitiv ernährungsbedingt.

Diabetes Typ 2 entwickelt sich zur Menschheitsgeißel.

Persönliche Ernährungsideologien, wie Vegetarismus, sind hier fehl am Platz. Bei einer halben Milliarde Menschen, die weltweit an Diabetes leiden, darunter auch sehr viele Vegetarier, geht es nicht mehr um „Fühlen, Hoffen, Glauben und Meinen". Es ist ein Kampf um deren Gesundheit, da zählen nur noch harte Fakten.

Das Lieblingsallheilmittel: die mediterrane Kost

Essen wie die Südländer wird gern bei Diabetes und Übergewicht empfohlen, weil die Menschen in Italien und Griechenland schön schlank und gesund waren, als sie sich ihre ursprüngliche Ernährung noch leisten konnten. Doch wie sieht die wirklich gesunde mediterrane Ernährung aus? Die Sarden, als eine der ältesten Bevölkerungsgruppen der Welt bekannt, essen täglich vor allem Fleisch, keinen Fisch, der hierzulande ständig als fester Bestandteil der mediterranen Küche angepriesen wird. Auch die ältesten EU-Bürger, die Spanier, essen weitaus weniger mit Quecksilber belasteten Fisch, als behauptet wird. Dafür kommt in Spanien sehr viel Fleisch auf den Tisch, 121 Kilo im Jahr, der zweithöchste Fleischkonsum der Welt. Gegessen werden Rind, Hammel und viel Schwein. Im Süden Europas wurden früher sehr viele Schweinefleischgerichte und Speisen aus Schweineblut gegessen. Bis hin zu Süßigkeiten aus Schweineblut, wie „Sanguinacio dolce".

Von der echten gesunden Mittelmeerkost der 116-jährigen Emma Morano aus Verbania ist leider nicht mehr viel übrig. Täglich ein rohes Steak und zwei rohe Eier haben diese alte Dame zu einem der ältesten Menschen der Welt werden lassen. Gemüse konnte sie nie besonders leiden und Vollkornkram war ihr unbekannt. Rohes

Fleisch in Form von Carpaccio oder Tartar waren schon immer ein fester Bestandteil der gesunden Küche Italiens. Zumindest bei den Gutsituierten.

Die Ernährung der Südländer ändert sich gerade drastisch.

Was es heutzutage tatsächlich immer mehr gibt, sind Brot, Nudeln, Olivenöl und davon reichlich. Das macht Italiens Kinder mittlerweile zu den dicksten in ganz Europa. In Südeuropa steigen die Diabetesraten jetzt kontinuierlich an. Die Einführung des Euro und die zunehmende Steuerlast zur Bankenrettung lassen die Südländer zusehends verarmen. Die Schere zwischen Arm und Reich geht hier, genau wie in Deutschland, immer weiter auseinander.

Reiches Europa?

Vielen Europäern bleibt nicht mehr genug Geld, um sich von gesundem Fleisch zu ernähren. So mancher portugiesische Metzger bietet kein Rindfleisch mehr an. Das ist für viele Menschen dort zu teuer geworden. Es werden stattdessen billige Kohlenhydrate gegessen. Der gleiche Effekt wie in Deutschland: der Fleischkonsum sinkt, Diabetes und Übergewicht nehmen zu.

Diabetes ist keine „Wohlstandserkrankung". Diabetes ist eine Erkrankung durch Fehlernährung und immer häufiger in den ärmeren Schichten Europas anzutreffen.

Die Rettung liegt im Muskel

Mehr Muskulatur, mehr Mitochondrien, mehr Zuckerabbau, das ist nicht so schwer zu verstehen. Mehr anabole Aminosäuren für mehr Muskelaufbau. Das wäre der Ausweg aus dem potenziell tödlichen Diabetes-Dilemma. Nur irgendwie-dünn-sein hilft gar nichts, wie der Blick auf die dünnen, aber bauchigen, an Diabetes erkrankten Inder zeigt.

Bauchfett verringert die Testosteronproduktion.

Es ist ein Teufelskreis: weniger Testosteron – weniger Muskulatur – weniger Zucker verbrauchende Mitochondrien – mehr Bauch. Mehr Bauch – weniger Testosteron – weniger Muskulatur – weniger Zuckerverbrauch …

In einer Pressemitteilung der Deutschen Gesellschaft für Innere Medizin e.V. wurde hervorgehoben, dass sich besonders bei den Frauen Diabetes dramatisch auswirkt. Sie haben naturgemäß weniger Testosteron und daher noch weniger Muskulatur. Bekommen Frauen Diabetes, sind sie vier- bis sechsmal häufiger von koronarer Herzerkrankung betroffen. Die Männer nur zwei- bis dreimal häufiger als normal.

Was baut Muskulatur auf?

Eiweiß, sprich Proteine, sorgen für den Muskelaufbau. Findet sich das in relevanten Mengen in Vollkornmüsli, Salat oder Joghurt? Wir sprechen hier von 2 Gramm Protein pro Kilogramm Körpergewicht pro Tag. Wirklich jeden Tag. Wenn Sie älter sind als 50, ist das mit der Krankenkassendiät nicht zu machen. Selbst dann nicht, wenn

Sie Sport treiben. Denn Ihr Leberstoffwechsel hilft nicht mehr mit genug Proteinsynthese. Also bleiben Sie Patient. Denn nach zwei Jahren Diabetes-Medikamenteneinnahme der Sulfonylharnstoffe versagt die Produktion in der Bauchspeicheldrüse zunehmend. Sie brauchen immer höhere Dosen und wenn Ihre Bauchspeicheldrüse ruiniert ist, brauchen Sie Insulin direkt.

Medizin- und Pharmaindustrie haben jetzt ein Abonnement zum Geldverdienen.

Diabetesmedikamente sind der drittgrößte Umsatzposten der Pharmaindustrie. Die Schulmedizin ist hauptsächlich auf Medikamente fixiert. Die Ärzte bekommen die Ernährungsberatung kaum vergütet und überprüfen ihre diätetischen Behandlungen nur unzureichend. Sprechende Medizin, wie sie hier dringend notwendig wäre, wird in Deutschland sehr schlecht bezahlt. Nur so ist es zu erklären, dass der Patientin einer großen Hamburger Diabetespraxis geraten wurde, fünfmal am Tag Kohlenhydrate zu verzehren. Die Patientin hielt sich konsequent an die vom Arzt erteilten Ernährungsratschläge. Der Arzt korrigierte seine Anweisungen nicht. Die Frau erlitt während der mehrere Jahre dauernden Behandlung diabetische Nervenschäden an Augen, Nieren und Nervensystem (Patientinnendaten liegen vor).

Komplette Heilung vom Diabetes Typ 2 ist machbar.

Das beweist ein anderer Patient: Herr D., 52 Jahre, wog bei Behandlungsbeginn 116 Kilogramm bei 1,72 Meter Körpergröße.

Diagnose: Diabetes Typ 2, Bluthochdruck, Gelenkschmerzen

Medikation: Bluthochdruckmedikamente, Diuretika; bereits seit 18 Monaten Metformin (Diabetesmedikament)

Ernährungsberatung durch die AOK: 4 Kilogramm Gewichtsabnahme, keine weiteren Erfolge; Sport auf Grund starker Gelenkschmerzen nicht möglich

Therapiewechsel

- täglich viel fettes rotes Fleisch, kurz gebraten, vor allem abends
- Knochenbrühe
- täglich zwei bis drei Eier, weich gekocht mit rohem Eigelb
- wenig Milchprodukte, nur als Quark oder Hüttenkäse und nur morgens
- Schweineschmalz, Rindertalg, Butter und Sahne erlaubt
- Nüsse, Samen, Keime, Pilze, Gemüse tagsüber, nicht abends
- nur stilles Mineralwasser / Kaffee ohne Milch und Zucker
- absolut kein Getreide, keine stärkehaltigen Lebensmittel wie Kartoffeln, Mais, Reis
- kein isoliertes Pflanzenfett, kein Zucker. Zu Beginn kein Obst.
- Keine Kalorien zählen. Patient isst, bis er satt ist.

Ergebnisse

- Gewichtsverlust: 36 Kilogramm bei perfekt erhaltener und zusätzlich aufgebauter Muskulatur, ohne extra Sport, normales Bewegungsmuster
- Der Patient hat für sein Alter eine hervorragende Figur.
- Es bildete sich trotz des Gewichtsverlustes keine Hautschürze.

- Sämtliche Medikamente konnten in Absprache mit dem behandelnden Arzt abgesetzt werden.
- Der Patient ist seit vier Jahren gesund.

Patient Herr D. fragte seinen Arzt, warum er jetzt gesund sei, obwohl er genau das Gegenteil von dem gegessen hat, was ihm von der Krankenkassen-Ernährungsberatung geraten wurde. Die Antwort des Arztes: „Diese Erklärung muss ich Ihnen schuldig bleiben." (Patientendaten liegen vor)

Dem Arzt kann geholfen werden:

- Das Fleisch mit roher Struktur hat mit seinen Aminosäuren L-Carnitin und L-Ornithin die Insulinsensitivität der Zellen verbessert.
- Der Stickstoffgehalt der reichlich im Fleisch enthaltenen Proteine, wie Arginin, hat gefäßerweiternde Wirkung.
- Zusätzlich gleicht der hohe Stickstoffgehalt des Fleisches über den Protein-Puffer den Säure-Basen-Haushalt im Blut aus. Das erleichtert die Gewichtsabnahme.
- Die hohen anabolen Proteinwerte im Fleisch stärken die Muskulatur und somit die Anzahl der Mitochondrien, die die natürlichen Zuckerverbraucher sind.
- Das Cholesterin im Fett des Fleisches hilft bei der Produktion des Hormons Testosteron. Testosteron bekämpft Diabetes.
- Pures Fleisch am Abend ohne Beilagen erhöht die Wachstumshormon-Ausschüttung und provoziert einen hohen Fettabbau und Muskelaufbau.
- Zudem stärkt das Wachstumshormon sämtliche Organaktivitäten, auch die der insulinproduzierenden Bauchspeicheldrüse.

Heilung oder zumindest Besserung ist durch diese Ernährung sehr gut machbar. Das gilt für jeden Diabetes-Typ-2-Patienten. Diabetes-Typ-1-Patienten brauchen dadurch deutlich weniger Insulin.

Testen Sie es unter Aufsicht Ihres Arztes!

Diabetes und Krebs heißt Insulin und Krebs

Laut Deutscher Diabetes Gesellschaft erleiden Diabetiker signifikant häufiger Krebs. Diabetikerinnen bekommen häufiger Brustkrebs, Diabetiker erleiden zu 30 % häufiger Darmkrebs, 8-fach häufiger Bauchspeicheldrüsenkrebs und 3,5-mal häufiger Leberkrebs. Insgesamt versterben Diabetiker häufiger an ihren Krebsleiden.

Natürlich, denn Krebszellen vergären Zucker. Deshalb haben die Zellen der bösartigen Tumore 10-30-mal so viele Insulinrezeptoren an ihrer Oberfläche. Viel Insulin sorgt für deren maximale Versorgung mit Zucker. Kohlenhydrate bedeuten Zucker im Blut und Zucker im Blut bedeutet Insulin im Blut. Insulin nährt Tumorzellen. Diabetiker haben zu viel Insulin im Blut durch die Insulinresistenz der Zellen und durch Insulin-Medikamente.

Kohlenhydrate mästen Darmpolypen. Darmpolypen sind ursächlich für Darmkrebs. Diese Zusammenhänge zeigen Forschungen aus den USA und Kanada unabhängig voneinander auf[18]. 2017 wurde auch in Deutschland der Zusammenhang von Zuckerstoffwechsel, Kohlenhydratabbau und Darmkrebs erkannt. Wie lange wird noch an das gern erzählte deutsche Märchen vom „Darmkrebs durch rotes Fleisch" geglaubt?

Krebs stinkt, Krebs strahlt

Die entarteten Krebszellen sind Zuckerfresser, da sie einen Vergärstoffwechsel besitzen und ihre Faulgase so stinken, dass speziell trainierte Hunde diese Tumore riechen können. Gesunde Zellen haben einen Verbrennungsstoffwechsel, der für Wärme und Kraft im Körper sorgt. Krebszellen werden durch Zucker und das benötigte Insulin geradezu gemästet. Eine nicht zu bestreitende Tatsache, da die Medizin sich diesen Mechanismus bei der Krebsdiagnose im PET-Scan (Positronen Emissionen Tomografie) zunutze macht.
Der Arzt gibt dem Patienten radioaktiv markierte Glucose, quasi leuchtenden Zucker. Dann verfolgt er den Weg des strahlenden Zuckers im Organismus durch bildgebende Verfahren. Tumore und Metastasen leuchten jetzt hell auf durch ihren sehr hohen Zuckerkonsum.

Krebs hat genetische Komponenten und wird durch den Stoffwechsel befördert.

Krebsforschung kostet Milliarden Euro an Steuergeldern. Denn die meisten Erkenntnisse stammen von Universitäten, finanziert mit öffentlichen Geldern. Die Pharmaindustrie investiert erst, wenn Forschungsergebnisse eine „sichere Bank" sind. Laut dem Gesundheitsexperten und SPD-Politiker Karl Lauterbach in einem Interview mit der ZEIT investieren Pharmafirmen weniger als 5 % ihrer Umsätze in Grundlagenforschung. Für Marketing gibt es ein deutlich höheres Budget. Lauterbach stellt fest:

> *„Die Erkenntnisse der letzten 10 Jahre Krebsforschung haben das Leben der Patienten nur um wenige Monate verlängert."*

Zuzugeben, dass Krebs durch ständigen Zuckerkonsum, massiven Konsum von Milch und stärkehaltiger Kohlenhydratmast befördert wird, würde die Lebensmittelindustrie Milliarden an Umsatz kosten. An Krebsmedikamenten verdient die Pharmaindustrie Abermilliarden. An unverarbeitetem Fleisch verdienen der Bauer und der Fleischer und das nicht allzu viel.

Ketogene Ernährung mit Fett als Hauptenergie

Bei Krebs verfolgt diese Diät einen guten Ansatz. Der äußerst geringe Kohlenhydratanteil in der Nahrung sorgt für wenig Zucker im Blut und somit wenig Insulinbedarf. Den Tumoren wird quasi die Nahrung entzogen.

Bei Epilepsie hat diese Form der Ernährung ebenfalls große Erfolge, vor allem bei Kindern. Achtung: Laut Schweizer Epilepsie Liga hat der Austausch von Kohlenhydraten gegen gesättigte Fettsäuren keine negativen Auswirkungen auf die Blutgefäße – na da schau an.

Bei Entzündungen zeigt sich eine rasche Besserung der Symptomatik, wenn auf ketogene Ernährung umgestellt wird. Bei Rheumatikern übrigens sehr viel effizienter und nachhaltiger als bei der Umstellung auf Pflanzenkost. Ketogener Stoffwechsel entzieht den Entzündungsherden die Befeuerung durch Insulin.

Ich rate zur engmaschigen ärztlichen Kontrolle bei dieser fettbasierten Diät.

Als zeitlich begrenzte Therapie ist eine ketogene Diät sehr erfolgreich, aber als dauerhafte Ernährung mit größter Vorsicht zu behandeln. Erfahrungen aus meiner Praxis zeigten, dass Schilddrüsen- und Leberprobleme einer ketogenen Diät entgegenstehen. Eine lang andauernde Ketose kann vor allem bei Frauen negative Auswirkungen auf den Stoffwechsel haben. Die Zellen verlernen geradezu die Fähigkeit, Kohlenhydrate zu verbrennen. Bis hin zu einer physiologischen Insulinresistenz der Zellen – einer Vorstufe von Diabetes.

Insulin – nur noch mal fürs Protokoll

Es ist lebensnotwendig. Insulin wird im Körper gebraucht, um Nährstoffe in die Zellen zu schleusen. Aber wie so oft im komplexen System des Stoffwechsels, gilt auch hier:

Zu viel und zu oft schadet

- Nach Zucker- und Kohlenhydratkonsum schnellt der Insulinspiegel in die Höhe und hemmt für drei Stunden den Fettabbau. Die Folge: Übergewicht
- Insulin hemmt den Harnsäureabbau. Die Folge: Gicht, Nierensteine, Übersäuerung in den Gelenken, Arthritis, z. B. Hallux Valgus, schlecht bei Arthrose
- Insulin provoziert die Bildung von Arachidonsäure aus Linolsäure. Schlecht bei Rheuma und Arthrose.
- Insulin fördert Entzündungen.
- Insulin hemmt die Ausschüttung des Wachstumshormons HGH, behindert dessen Anti-Aging-Wirkung und beschleunigt so den Alterungsprozess: Verfettung, langsamere Heilung, Infektanfälligkeit

**Fasten ohne zu hungern,
das Prinzip der Genom-basierten Ernährung.**

Die Altersforschung der Max-Planck-Gesellschaft bestätigt, dass diese Ernährung bei größtmöglicher Widerstandskraft auch noch ein perfektes Körpergewicht zur Folge hat. Denn körpereigene Proteine sättigen optimal und nähren optimal. Ein deutlicher Vorteil gegenüber dem intermittierenden Fasten. Ja, stundenlange tägliche Insulinabstinenz verschafft dem Stoffwechsel Erleichterung. Aber die drängende Frage der lebensnotwendigen täglichen Proteinversorgung ist durch noch so lange Fastenperioden nicht geklärt. Vor allem bei älteren Patienten, bei denen nach wenigen Stunden Nahrungskarenz der Muskelabbau beginnt.

Leben Sie täglich von unverarbeitetem, fettem Fleisch.

Fleisch von Säugetieren, mit den Aminosäuren in seiner rohen Struktur gegessen, braucht wenig Insulin und erhöht die Insulin-Aufnahmebereitschaft Ihrer Zellen. Diese Aminosäuren erhöhen ebenfalls die Durchblutung des Gewebes. Zusätzlich senken genau diese Aminosäuren den Blutdruck und regulieren den Säure-Basen-Haushalt. Protein aus Fleisch fördert Ihr Muskelwachstum optimal. Tierisches Fett fördert Ihren Hormonstoffwechsel, besonders im Alter.

***Essen Sie alles vom Tier,
„Nose to Tail",
alle Strukturen dienen Ihnen.***

REZEPTE

JEDEN TAG WICHTIG

Morgens und abends wiegen! Die Wiegekontrolle zeigt Ihnen den Weg zu einem optimal funktionierenden Stoffwechsel. Sie werden sehr schnell realisieren, auf welche Lebensmittel Sie mit Gewichtszunahme oder Gewichtsverlust reagieren. Für einen gesunden Menschen gilt: Tagsüber wird der Stoffwechsel von Glucose, sprich Zucker, regiert, denn Zucker ist der Arbeitsbrennstoff für Muskulatur und Gehirn. Nachts herrscht das Protein, aus ihm werden die Zellen und Hormone gebaut. Für einen funktionalen, optimalen Hormonstoffwechsel brauchen Sie dazu noch genug vom tierischen Fett und Cholesterin.

Wie geht jeden Tag gesund essen?

Nach so viel grauer Theorie jetzt zur blutigen Praxis. Ich möchte Ihnen im Folgenden einfache Mittel an die Hand geben, wie Sie gesund ernährt durch Ihren Tag kommen. Sich gesund ernähren bedeutet nicht, dass Sie nicht ab und zu ein Eis oder Schokokuchen essen dürfen. Wenn Sie gesund sind, toleriert Ihr Körper das ohne Probleme. Diese Form der Ernährung ist darauf ausgelegt, Ihrem Körper das zu geben, was er unbedingt braucht, um kraftvoll und widerstandsfähig zu werden und zu bleiben. Ein Leben lang.

Das Prinzip der Genom-basierten Ernährung:

- Keine oder wenig stärkehaltige Nahrungsmittel essen (Brot,

Nudeln, Pizza, Backwaren mit Mehl, Reis, Kartoffeln, Pommes, Chips, Mais, etc., wenig Linsen, Lupinen oder Kichererbsen)

- Kohlenhydrate in Form von Obst mit seinem hohen Anteil an Fruchtzucker nur morgens zu sich nehmen. Fruchtzucker belastet das Gebiss und blockiert den Fettabbau in der Leber.
- Kohlenhydrate in Form von Gemüse bis mittags nach Belieben, aber abends Gemüse nur noch zur „Dekoration". Auch Gemüse verursacht eine Insulin-Ausschüttung, die vor allem nachts verhindert werden muss. Die Wachstumshormon-Ausschüttung und deren Anti-Aging-Wirkung darf nicht durch zu viel Insulin im Blut behindert werden.
- Der Schwerpunkt Ihrer Energie sollte auf tierischem Fett als Brennstoff basieren, vor allem in der zweiten Hälfte des Tages.
- Ab mittags die Protein-Zufuhr erhöhen.
- Abends essen Sie kurz gebratenes rotes Fleisch mit roher Struktur.
- Leben Sie vom Fleisch der großen Säugetiere, wie Sie selbst eines sind.

Für einen optimal funktionierenden Stoffwechsel:

- Stilles Wasser trinken (Kalzium- und Magnesiumgehalt sollte hoch sein). So viel, dass Sie alle 3 bis 4 Stunden pinkeln können. Mehr braucht es nicht.
- Schlafen Sie sich nachts aus. Gerne kurzen Mittagsschlaf halten.
- 12 bis 14 Stunden Fastenpause zwischen Abendessen und Frühstück sind optimal.
- 30 Minuten Bewegung jeden Tag an der frischen Luft, sodass Sie ins Schwitzen kommen

- Keine Produkte mit chemischen Zusatzstoffen, wie Konservierungs-, Farb-, Aromastoffe, Binde-, Feuchthalte-, Süßungsmittel, Starterkulturen, Zitronensäure, Hefeextrakte etc.
- Keinen Zucker, Dicksäfte oder andere Zuckerarten
- Niemals Glucose-Fructose-Sirup in Getränken oder Speisen. Niemals.
- Keine Nahrungsergänzungsmittel wie Vitamin- oder Eisenpräparate
- Keine Hormonpräparate oder Potenzpillen
- Wenig bis keine Milch. Falls Milch im Kaffee, nur ein Löffelchen voll.
- Wenig Milchprodukte bzw. Käse, am besten von Schaf oder Ziege
- Wenig Pflanzenöl; Pflanzenfett am besten in Form von Nüssen, Oliven, Avocado
- Keine Transfette, z. B. in Fertigprodukten, Margarine, Junkfood.
- Beim Gemüse überirdische Sorten bevorzugen, gerne roh essen
- Wenig Kohl und unterirdisches Gemüse, das gekocht werden muss
- Wenig stärkehaltigen Kohlenhydrate, wie Hülsenfrüchte, Kichererbsen, Bohnen Reis, Mais, Kartoffeln. Stärkearme Sorten bevorzugen. Diese Kleber nie abends essen.
- Kein Getreide. Nie Brot, Müsli, Nudeln, Pizza, Kekse, Pfannkuchen, Backwaren etc., auch nicht aus Vollkorn, auch nicht in Bio-Qualität; vor allem nicht aus Weizen!

- Rauchen ist ein Genussgift. Wenn Sie es nicht lassen können, maximal 4 Zigaretten täglich. Nach jeder Zigarette den Mund mit Wasser spülen, um die Säure-Belastung des Zahnfleisches zu verhindern. Bei Rauchern ist jeden Tag „Bronchialtoilette" Pflicht. Sprich: Intensive Bewegung an der frischen Luft mit maximaler Lungenausdehnung.
- Keine Drogen im Alltag
- Keinen Alkohol im Alltag. Wenn es sein muss, vergiften Sie sich zweimal jährlich, zu gegebenem Anlass, bis zum Verlust der Muttersprache. Aber nicht täglich diesen Vitaminvernichter, Gefäßschädiger, Stoffwechselhemmer, Muskel-, Leber- und Gehirnzerstörer.

Für die Rechner:

- 18 bis 20 % der täglichen Kalorien sollten aus Protein stammen, dem wichtigsten Nährstoff. Essen Sie Fleisch, Leber, Eier, etwas fette Milchprodukte, Nüsse.
- 50 % der Kalorien sollten aus Kohlenhydraten stammen: Nüsse, Gemüse, Pilze, Obst.
- 30 % der Kalorien sollten aus Fett stammen, bevorzugt tierisches Fett aus der gewachsenen Fleischstruktur, Fett aus Nüssen, fette Milchprodukte, etwas Olivenöl.

20 % Proteinanteil bedeutet bei 2000 Kalorien Tagesbedarf: 400 Kalorien aus Protein

1 g Protein hat 4 Kalorien. Eine Person würde somit ca. 100 Gramm Protein an einem Tag zu sich nehmen. Bei einem Körpergewicht von

75 Kilogramm wäre das ideal. Das Proteinkontingent dieses Tages könnte sich wie folgt zusammensetzen:

- 300 g Fleisch enthalten ca. 60 g Protein. 60 x 4 = 240 Kalorien (450 Gesamtkalorien)
- 2 Eier enthalten ca. 20 g Protein. 20 x 4 = 80 Kalorien (200 Gesamtkalorien)
- 100 g Quark enthalten 12 g Protein. 12 x 4 = 48 Kalorien (100 Gesamtkalorien)
- 50 g Nüsse, ca. 10 g Protein. 10 x 4 = 40 Kalorien (300 Gesamtkalorien)

In dieser Rechnung ergibt das Protein 408 Kalorien bei 1050 Gesamtkalorien der Lebensmittel. Diese Lebensmittel enthalten neben Protein selbstverständlich ebenfalls Fett und Kohlenhydrate. Sprich, es bleiben noch 950 Kalorien für den weiteren Tagesbedarf und für den „Spassfaktor" Wem diese Rechnerei zu kompliziert erscheint, braucht eine kompetente Ernährungsberatung.

Ihr Augenmerk sollten Sie unbedingt auf das Protein richten. Kommt das aus fettem, unverarbeitetem rotem Fleisch mit roher Struktur, sind die verbleibenden Kalorien bei einem normalgewichtigen, gesunden Menschen meiner Erfahrung nach fast egal. Etwas Nüsse, Gemüse, Pilze und Obst dazu, und alles ist gut.

Sollten Sie bereits erkrankt sein, bitte ich Sie, einen Arzt und eine kompetente Ernährungsberatung aufzusuchen. Das wird Ihnen mit Ihrem neu erworbenen Wissen leichter fallen. Eine professionelle Kontrolle Ihres Blutbildes und der Organfunktionen sollte dringend erfolgen.

BESTAND IM HAUSHALT

Die folgenden Empfehlungen sind für Einsteiger. Haben Sie das Prinzip verstanden, sind dem persönlichen Einfallsreichtum keine Grenzen gesetzt.

Glücklich ist der, der einen guten Metzger zum Freund hat.

Im Kühlschrank:

- Rotes, gut durchwachsenes Fleisch (pro Person ca. 250-300 g pro Tag), zum Beispiel Rib-Eye-Steak, Schweinenackensteak, Rinder- oder Pferdehals, Hirsch, Hammel
- auch gut zum Kurzbraten: Schweinebauch oder Überzwerch vom Rind in dünnen Scheiben, Lammhüfte
- selbst gekochte Fleischbrühe aus Knochen und Bugblatt, Rinderwade, Spareribs, Ochsenschwanz, Lammknochen
- 10 frische Eier und weich gekochte Eier auf Vorrat
- Schweineschmalz, Rindertalg (Portionen zu 500 g, hält 1Jahr)
- halbfetter/fetter Quark, halbfetter/fetter Hüttenkäse
- Bio-Sahne, (keine Sahne mit Homogenisierer), Bio-Schmand/saure Sahne
- Schaf- oder Ziegenkäse, gern Frischkäse
- Möhren
- Pilze
- oberirdisches Gemüse nach Saison (Zucchini, Paprika, Gurke, Fenchel, ...)

- Blattsalat (Eichblatt, Kopfsalat, Feldsalat, junger Spinat, Radicchio, Chicorée)
- Essiggurken (ohne Zusatzstoffe)
- Senf (ohne Zusatzstoffe), Tomatenmark

Im Gefrierschrank:

- Suppenfleisch (1-1,5 kg Rinderwade, Bugblatt, Ochsenschwanz, Spareribs)
- Fleischknochen (vom Rind, Schwein, Lamm, Kalb, Markknochen)
- Suppengemüse (¼ Sellerie, 3 Möhren, ½ Lauch, 2 Petersilienwurzeln)
- Suppengemüse mediterran (großblättrige Petersilie, 2 Zwiebeln, 2 Zehen Knoblauch, Paprikaschote, Lorbeer)
- Fisch mit Haut
- Garnelen aus Meeresfang
- fertige, selbst gekochte Fleischbrühe in 2 Tagesportionen
- Kräuter (Dill, italienische Mischung, 8 Kräuter, Schnittlauch, Petersilie)
- Heidelbeeren, Erdbeeren
- Rindertalg in 200-g-Portionen, Schweineschmalz

Außerhalb des Kühlschranks:
(nach persönlichem Geschmack)

- reife Avocados
- Tomaten

- Papaya, Mango, Kaki, Zitrone
- Äpfel, Birnen (alte Sorten), saisonale Früchte und immer nur Obst mit Samen, das vermehrungsfähig ist, keine Hybridfrüchte

Im Vorratsschrank:

- Zwiebeln, Knoblauch
- Vanilleschoten, Kakao
- Schokolade (Kakaoanteil > 75 %)
- Mandeln und Nüsse, Sesamsamen geschält, Sonnenblumenkerne, Kürbiskerne, Mohnsamen, (wenig) Cashewkerne
- geschroteter Leinsamen

Im Gewürzregal:

- Salz ohne Jod, Fluor, Rieselhilfe
- Pfeffer, Cayennepfeffer
- Oregano, Majoran, Thymian, Rosmarin, Salbei, Bohnenkraut
- Chili (in gewünschter Schärfe) in der Mühle
- Kurkuma, Curry, Kreuzkümmel, Kardamom, Korianderblätter getrocknet
- Kümmel, Wacholder, Nelken, Lorbeerblätter
- Zimt

BASISREZEPTE

Die täglichen Grundbausteine einer gesunden Küche

Frau mindestens

- ca. 200 g frische Früchte (bevorzugt morgens)
- bis zu 300 g frisches Gemüse (über den Tag, abends davon sehr wenig)
- 1 Handvoll Nüsse, Samen, Keime
- bis zu 2 Eier (Eigelb roh)
- 1 große Tasse Knochenbrühe
- 200-250 g rotes, kurz gebratenes, fettes Fleisch

Mann mindestens

- ca. 200-300 g frische Früchte (nur morgens)
- 300-400 g frisches Gemüse (über den Tag, abends davon sehr wenig)
- 2 Handvoll Nüsse, Samen, Keime
- bis zu 3 Eier (Eigelb roh)
- 1-2 Tassen Knochenbrühe
- 250-300 g rotes, kurz gebratenes, fettes Fleisch

Das ist das Minimum, das Ihr Körper braucht, Gewichtsreduktion hin oder her.

So erreichen Sie bei intakter Muskulatur, gesunden Gelenken und schöner Haut Ihr persönliches Idealgewicht. Es geht darum, Ihren

Körper von Schlaff auf Straff umzubauen und die Brotwampe in einen Knackpo umzuwidmen. Treiben Sie viel Sport, können Sie sogar mehr Kohlenhydrate essen, ansonsten mehr tierisches Fett.

Geht es Ihnen um Ihre Gesundheit, ohne auf Ihr Gewicht achten zu wollen, ist diese Ernährung die perfekte Grundlage. Es ist Ihnen überlassen, wie viel Schoko Sie für Ihr Wohlfühlgewicht brauchen. Sie bleiben bei Kraft, das ist das Wichtigste.

Im Folgenden finden Sie Rezepte, die Sie ohne Kochkenntnisse zubereiten können. Alle Gerichte sind mit etwas Übung in 30 Minuten fertig. Schneller kommt auch der Pizzabote nicht.

Wichtigster Einkauf ist der beim Metzger.

Lassen Sie sich Steaks, Suppenfleisch, Markknochen, Fleischknochen und Hackfleisch vakuumieren. Rindfleisch kann auf diese Weise im ausreichend kalten Kühlschrank bis zu zehn Tage aufbewahrt werden. Schweinefleisch sollte nach spätestens drei Tagen verzehrt werden. Hackfleisch, Suppenfleisch und Knochen lassen sich auch ohne Vakuumieren problemlos und ohne Qualitätsverlust einfrieren. Steakfleisch sollte nicht eingefroren werden, da die Proteinstrukturen leiden und dadurch Wirkungs- und Geschmacksverluste einsetzen.

(Anmerkung der Autorin: Mir ist bewusst, dass sich viele Menschen den Einkauf beim Metzger kaum noch leisten können. Die Politik muss sich bewegen und statt mit Abermilliarden die Agrarindustrie zu mästen, besser die Bauern subventionieren, die einwandfreie Tierhaltung betreiben. So dass dieses Fleisch preislich genauso günstig ist wie konventionell produziertes. Gutes Fleisch darf kein Luxusgut sein! Es ist nicht an Ihnen, sich Ihre Gesundheit vom Mund abzusparen.)

Statt kein Fleisch zu essen,
ist der Gang zum Discounter der bessere Weg.

Fleisch braten

Das Fleisch innen so blutig wie möglich lassen, auch das Schweinefleisch (Deutschland hat Fleischbeschau). Das rohe Protein ist hoch funktional, leicht verdaulich und am gesündesten.

- Rotes Fleisch (250-300 g), 3 cm dick geschnitten
- Wichtig: 1 Stunde vor dem Braten aus dem Kühlschrank nehmen
- Pfanne mit dickem Boden bei Elektroherd
- Pfanne mit dünnerem Boden bei Gasherd gut vorheizen mit mittlerer Hitze, etwas Fett in die Pfanne geben
- (Schweineschmalz bei Lamm-, Reh- und Schweinefleisch. Rindertalg bei Hirsch-, Pferde- und Rindfleisch)
- Fleisch bei hoher Hitze auf beiden Seiten nacheinander braun braten (nicht vorher wenden)
- Salz, Pfeffer, Chili nach Geschmack
- Kurkuma und Curry ist vor allem auf Schweinefleisch sehr lecker.
- Thymian, Rosmarin, Knoblauch ist besonders gut auf Lammfleisch.

Überzwerch vom Rind braten

Entgegen der Meinung deutscher Metzger kann man das günstige, fettige Überzwerch vom Rind sehr gut anbraten. Am besten den gedeckten Überzwerch verwenden, der ist gleichmäßig mit Fett durchsetzt. Die Brasilianer machen es vor. In 8 mm dicke Scheiben schneiden lassen. Von jeder Seite maximal 30 Sekunden braten, salzen, fertig.

Genauso werden Schweinebauch und Lammbauch mit Schwarte gebraten.
Spareribs vom Schwein schmecken gebraten ebenfalls.

Leber braten

- Pfanne mit Rindertalg bei mittlerer Hitze vorwärmen
- Leber hineingeben und bei kleiner Hitze auf beiden Seiten leicht angaren, innen gern roh belassen
- würzen mit Salz, Pfeffer oder mit gemahlenem Chili
- oder mit Salbeipulver bestreuen und Balsamico Essig aus dem Zerstäuber
- Mit Kurkuma und Curry schmeckt es ebenfalls lecker

Suppe / Knochenbrühe

- 1,5-2 l Wasser
- 1-1,5 kg Fleisch, wenn es eine Suppe mit Fleischeinlage werden soll
- Rinderwade, Überzwerch vom Rind, Spareribs vom Schwein, Spareribs vom Rind, Ochsenbrust, Bugblatt, Beinscheibe, Ochsenschwanz

Für eine reine Knochensuppe statt Fleischeinlage:

- 2 kg Knochen insgesamt vom Kalbsfuß, Lammknochen, Markknochen vom Rind, Fleischknochen vom Rind und Schwein gemischt

- Suppengrün: ½ Lauch, ¼ Sellerie, 3 Petersilienwurzeln, 3-4 Möhren
- Salz, 3 Lorbeerblätter, nach Geschmack etwas Chili
- oder südländisch: 1 Esslöffel Majoran, 2-3 Zwiebeln, 2 Knoblauchzehen, Paprikastücke, 2 Möhren, 2 Chili, 2-3 Lorbeerblätter

Das Wasser mit Suppengemüse, Lorbeer und Knochen wallend zum Kochen bringen. Fleisch hineingeben und ebenfalls wallend aufkochen (geht auch mit tiefgekühlten Zutaten). Dann erst unjodiertes Meersalz hinzugeben, herunterschalten und bei kleiner Hitze simmernd 2,5 Stunden köcheln lassen. Die fertige Suppe durch ein Salatsieb in einen Topf abgießen. Fleischstücke herausnehmen, Fleisch von den Knochen lösen. Fleisch zurück in die Suppe. Nochmals mit Salz abschmecken. Die Suppe muss nach dem Erkalten eine steife, gelatineartige Masse sein, dann waren es ausreichend Knochen.

Fisch

- in Butter, Schweineschmalz oder Olivenöl braten
- abschmecken mit Salz, Zitrone, Cayennepfeffer, Chili, Petersilie
- garen: im Ofen, vorheizen auf 180 °C, auf einem Blech Butter oder Olivenöl verteilen, Fische darauf salzen, nochmals Fett auf die Fische geben
- so kurz wie möglich garen (10-15 min, je nach Dicke der Fische), zum Schluss kurz grillen, damit die Haut knusprig wird
- Fischsuppe: Fischabfälle vom Händler, Suppengrün, Lorbeerblätter, Salz
- mit 1,5 l Wasser aufkochen, bei kleiner Hitze 2 Stunden köcheln lassen.
- Dann erst Lachstücke, Rotbarsch und andere festfleischigen

Fischstücke hineingeben.

- Gar ziehen lassen und würzen mit Salz, Cayennepfeffer, Petersilie, evtl. Kurkuma

Eier

- Gekocht: Eigelb muss roh bleiben beim Kochen
- Spiegeleier: Ei trennen, erst Eiweiß anbraten, dann Eigelb oben aufgleiten lassen
- Ei als Suppeneinlage: Eiweiß mit der Brühe aufkochen, Eigelb in den kalten Teller geben und heiße Brühe darauf gießen

Gemüse

- Gekocht: Gemüse zerteilen, in einen kleinen Topf geben, salzen, nur 0,5 cm Wasserstand hinzufügen. Deckel drauf, aufkochen, Deckel unbedingt geschlossen lassen, dann herunterschalten. Bei niedriger Hitze je nach Gemüse 6-8 min garen.
- Gebraten: Gemüse zerteilen, bei Mischgemüse die härteren Sorten in kleinere Stücke schneiden, damit alles gleichzeitig fertig wird. Bei mittlerer Hitze anbraten, z. B. im Suppenfett der Fleischbrühe, ständig wenden.

Würzvorschläge

- mediterran: mit Oregano, Basilikum, Thymian, Rosmarin, italienische Kräuter (TK)
- exotisch: Curry, Kurkuma, Chili
- deftig: Paprikapulver, Kümmel gemahlen (vor allem bei Kraut gut geeignet), Chili
- Bitte Salz ohne Zusätze verwenden, gern Meersalz.

SO KÖNNTE EIN GUTER TAG AUSSEHEN

Aufstehen – Wiegen

Das Ergebnis sollten Sie dokumentieren. Bei großen Gewichtsveränderungen können Sie die am vorangegangenen Tag außergewöhnlich gegessenen Lebensmittel notieren. So lernen Sie Ihren Stoffwechsel kennen. Sie werden feststellen, dass z. B. bei hormonellen Veränderungen (Periode) oder grippalen Infekten der Körper sofort mit Wassereinlagerungen und Gewichtszunahme reagiert. Umgekehrt könnte andauernder unerklärlicher Gewichtsverlust auf zehrende Krankheiten, wie Diabetes oder Krebs, hindeuten.

Frühstück

Obstsalat aus reifen frischen Früchten, keine Hybridfrüchte (kernlos gezüchtete Früchte, die nicht mehr vermehrungsfähig sind). Dazu Nüsse, Samen und Keime: Walnuss, Haselnuss, Sonnenblumenkerne, Kürbiskerne, Sesamsamen (geschält) Macadamianuss, Paranuss, Kokosnuss, Mandeln etc. (keine Erdnüsse, das sind Hülsenfrüchte). Über Nacht die gehackten Nüsse und Samen in wenig Wasser einweichen. Das reduziert die Phytinsäure der Nüsse und macht sie bekömmlicher.

Bei Verdauungsproblemen: 1-2 Teelöffel geschroteten Leinsamen mit 1-2 Esslöffel Wasser über Nacht quellen lassen und dazugeben

dazu eventuell

- 1 Esslöffel Quark (mindestens 20 % Fett), oder
- 1 Esslöffel Hüttenkäse

- 2 Eier, gekocht, gebraten

dazu jeden Morgen

- 1 Tasse Knochenbrühe, Sie wissen schon, die mit der steifen Gelatine.
- Erst danach den Kaffee.

Süßer Obstsalat und salzige Knochenbrühe sorgen für einen ausgeglichenen Elektrolythaushalt – Sie sind fit für den Tag.

Wenn Milchprodukte, dann nur zum Frühstück. Die damit einhergehende Säurebelastung wird im Laufe des Tages noch ausgeglichen.

Knochenbrühe ist gut für Ihre Gelenke, sie gleicht mit ihren hyalinen und kollagenen Substanzen der menschlichen Synovialflüssigkeit, das ist die Pufferflüssigkeit in Ihren Gelenken. Füllen Sie diese schon zum Frühstück auf, dann gibt es erst gar keinen Gelenkverschleiß und keine Arthrose. Schöne Haut macht das Tässchen Brühe auch noch. Hyaluronsäure ist der Stoff, der Ihre Haut aufpolstert, indem er Flüssigkeit bindet.

Fit, gut geschmiert und hübsch –
besser kann der Tag nicht beginnen.

dazwischen

4 Stunden lang nichts essen, Ihr Stoffwechsel will Zeit zum Verdauen. Geht immer – Espresso, evtl. Macchiato mit 1Esslöffel Mich und stilles Wasser

wenn es sein muss

- 1 Ei
- 1 geschälte Möhre, 1 Stück Fenchel, 1 Paprika
- 1 Handvoll Mandeln oder Nüsse

Mittagessen

Sie sind an Ihrem Arbeitsplatz

- 2-3 Eier gekocht, (wenn Sie diese nicht schon in der Pause gegessen haben)
- klein geschnittener Gemüsemix, Champignons roh, evtl. mit Salatdressing
- am Abend vorher gekochtes kaltes Gemüse
- ½ Avocado

Das reicht, wenn Sie Gewicht verlieren möchten. Eier immer mit rohem Eigelb essen. Vitamine A, B, D, E, K, auch die extrem hitzeempfindlichen wie B12 und Folsäure, sind in hohen Kontingenten enthalten. Eine kostbare Nährlösung, die beim Hartkochen ihre Wirkung verliert.

Sie sind zu Hause

- Spiegeleier
- Eintopf mit Fleischbrühe, Gemüse, Ei
- Schweinebauch, Überzwerch frisch braten

noch Hunger?

- evtl. Schaf- oder Ziegenkäse in den Salat

- am Abend vorher ganz kurz gebratene Überzwerchscheiben vom Rind
- gebratener Schweinebauch
- Bouletten ohne Brötchen im Teig
- luftgetrocknete Salami ohne Zusatzstoffe
- luftgetrockneter Schinken ohne Konservierungsstoffe, Dextrose oder anderen Quatsch
- eingelegte Heringe
- Fisch in Gelatine

Holen Sie zusätzliche Kalorien immer aus Fett, keine Kohlenhydrate aufstocken. Es sei denn, Sie sind Sportler oder gehören zu den Superverbrennern. Aber passen Sie auf, wie gesagt, der Stoffwechsel ändert sich im Lauf des Lebens.

Was mit 20 galt, stimmt mit 50 ganz sicher nicht mehr.

dazwischen

- 4 Stunden lang nichts essen. Der Organismus braucht Verdauungspause.
- Essen Sie mittags so viel, dass es bis zum Abend reicht.
- Geht immer – Espresso, evtl. Macchiato, mit 1 Esslöffel Milch
- hinterher ein Glas stilles Wasser

nur, wenn Sie eine echte Hungerattacke haben

- Stückchen fettes, rohes Fleisch

Abendessen, die wichtigste Mahlzeit

- Frauen mindestens 200 g, Männer gern 300 g fettes, kurz gebratenes, innen blutiges, rotes Fleisch
- einmal in der Woche Leber
- ab und zu Fisch, wenn gewünscht, wenn nicht, auch gut
- Hormonverseuchte Vögel essen ist unnötig.
- nie Wurst oder Fleischwaren

dazu

- Dekorationsportionen an Gemüse, wenn Sie Gewicht verlieren wollen
- zum Schweinenacken ein paar Essiggürkchen und Senf ohne Zusatzstoffe
- ganz kleine, gekochte Gemüseportion, mit Betonung auf ganz klein
- kleiner gemischter Salat, mit wenig bis kein Dressing

Salatdressing

- zerdrückte Avocado, gehackte Tomate, Zitrone, Salz, Cayennepfeffer
- winzige Menge Olivenöl, Balsamico Essig ohne Sulfide, Salz, Pfeffer
- Sahnewasser, Tiefkühl-Kräutermischung, weißer Balsamico, Pfeffer, Salz
- für Puristen: rohes Ei verrühren mit Zitrone, Salz, Cayennepfeffer

Die Zutaten und Rezepte lassen sich untereinander kombinieren und austauschen.

Wichtig ist, dass abends kaum noch Kohlenhydrate gegessen werden. Auch nicht die aus Gemüse. Das Essen immer nach Geschmack salzen. Salz ist gut für Sie. Ja, auch bei Bluthochdruck. Ihr Körper hat mit dem Renin-Angiotensin-Aldosteron-System eine eigene Regulation für seinen Salzhaushalt. Aus gutem Grund, denn jeder braucht andere Salzmengen. Ihr Körper gibt Ihnen Bescheid, darauf können Sie sich bei dieser Ernährungsweise verlassen. Hier gibt es kaum versteckte Salze, schon gar keine Räuchersalze, beides ist bei konventioneller Ernährung tatsächlich ein Problem. Über den Tag verteilt nur so viel stilles Wasser trinken, dass Sie alle 3-4 Stunden pinkeln können. Das wars, mehr brauchen Sie nicht.

Alles andere ist Lust, Gier oder Esoterik.

Vor dem zu Bett gehen wiegen

Am nächsten Morgen haben Sie 1-1,5 Kilogramm Gewicht verloren, wenn Sie richtig gegessen haben. Auf diese Art erreichen Sie Ihr persönliches Idealgewicht und Ihren Wunschkörper. Ihr Immunsystem wird hochleistungsfähig. Organisch bedingte Potenzprobleme und Orgasmusstörungen waren gestern. Sie werden widerstandsfähig, wach und fit. Gehen Sie aus, reduzieren Sie „digital" auf ein Minimum, probieren Sie etwas Neues. Engagieren Sie sich, lernen Sie tanzen, suchen Sie sich ein Lieblingscafé, pflegen Sie Ihr Hobby, hören Sie gute Musik, malen Sie, schreiben Sie, gehen Sie spazieren. Wenn Sie Lust haben, treiben Sie Sport, ansonsten eine halbe Stunde tägliche Bewegung, bis Sie ins Schwitzen kommen. Treffen Sie sich mit ihren Freunden, feiern Sie, lieben Sie.

Seien Sie täglich dankbar für Ihre Kraft und dieses pralle Leben.

POLITIK

JEDER MUSS ESSEN

Kinder zeugen – Essen erzeugen

Das ist die verknappte Aussage dessen, was eine Gesellschaft tut. Je mehr Menschen eine Gesellschaft hervorbringt, desto mehr Nahrung wird benötigt. Ganz einfach.

Am Anfang der Geschichte war der Mensch Jäger und Sammler. Er lebte von Fett und Protein aus dem Fleisch der Landtiere, Vögel, Eier, Fische, Meeresfrüchte, Nüsse, Insekten und Pilze. Kohlenhydrate waren Blattpflanzen, Früchte und Wurzeln. Stärke in Form von Getreide, Reis, Mais und Kartoffeln gab es nicht. Die Natur regulierte die menschliche Vermehrung. Die Menge an verzehrbaren Pflanzen und Tieren bestimmte die Anzahl der Menschen in deren Umgebung. Ein gleichberechtigt funktionierendes Ökosystem.

Revolution im Gehirn

Das menschliche Gehirn entwickelte sich zu heutiger Größe, nachdem ausreichend fettes Fleisch und Fisch in der Nahrung vorkamen. Cholesterin im tierischen Fett und Vitamin B12 im Fleisch waren für ein funktionierendes Nervensystem und den Hirnstoffwechsel ausschlaggebend. Jetzt waren dem Menschen kreative, soziale und philosophische Überlegungen möglich. Die Menschen lebten in Clans. Land, Boden, Wasser, Luft und Tiere waren niemandes Besitz. So wenig wie Frauen und Kinder.

Der Zusammenhang von Sex und Schwangerschaft war noch nicht geklärt.

Es gab Stämme, die glaubten, dass die Kinder von den Göttern in den Bauch der Frau kämen und durch das Sperma der Männer beim Sex ernährt werden würden. Kriegerische Auseinandersetzungen gab es um Frauen, da diese die Garanten für den Fortbestand des Clans waren. Geglaubt wurde an Naturgottheiten, denen die Menschen die für sie unerklärlichen Phänomene zuschrieben. Für Fruchtbarkeit waren Muttergottheiten und Fruchtbarkeitsgöttinnen zuständig.

Erst als Mann verstand, dass sein Sperma die Schwangerschaft der Frau hervorrief, wollte er einzelne Frauen persönlich besitzen. Sie sollten seine Nachkommen gebären. Viele eigene Nachkommen vergrößerten den eigenen Clan und somit die persönliche Macht des Mannes als Oberhaupt. Der Clan hieß jetzt Familie. Viele eigene Nachkommen brauchten viel eigenes Essen. Mit Jagen war das schwer zu machen. Der Mensch wurde sesshaft und begann Gras und dessen Samen als Nahrung zu züchten. Damit brachte der Mensch die natürliche Ordnung des Ökosystems aus dem Gleichgewicht. Er produziert nicht artgerechte Nahrung, damit er sich über das natürliche Maß hinaus vermehren konnte. Der Ackerbau mit Getreide ernährte die wachsenden Familien. Die stärkehaltigen Grassamen von Getreide, Reis und Mais bildeten vor 10 000 Jahren die neue Nahrungsgrundlage. Mit sichtbaren Folgen.

TÄGLICH BROT FÜR DIE WELT

Die neolithische Revolution – Ackerbau, Patriarchat und Zahnfäule

Die Ackerbauern waren kleiner als die Jäger. Die Frauen hatten eine kleinere Durchtrittsöffnung des Beckens, da ihre Kinder durch die Mangelernährung ein geringeres Geburtsgewicht hatten. Die Entstehung der Zivilisationskrankheiten ging mit dieser gesellschaftlichen Entwicklung einher, abzulesen an den Gebissfunden der sesshaften Menschen. Zum ersten Mal wird Karies festgestellt. Von Karies waren vor allem Frauen betroffen, da sie durch Menstruation und ständige Schwangerschaften unter besonderem Nährstoffmangel litten. Bis in die Neuzeit galt: „Jedes Kind kostet die Mutter einen Zahn."

Das neue Mastfutter erfüllte seinen Zweck, die Bevölkerung wuchs. Dörfliche Siedlungen entstanden mit hierarchischen Machtstrukturen innerhalb der Einwohner. Neben Ackerbau gehörten Handwerk und Tauschgeschäfte zum Alltag. Die Männer waren die Stärkeren, sie besaßen jetzt Frauen, Kinder, Land und Tiere. Warenverkehr und Handel der Binnenwirtschaft machen eine größere Bevölkerung notwendig, um größere Umsätze zu generieren. Immer größere und organisierte Menschenmassen garantierten erfolgreichere kriegerische Auseinandersetzungen. Jetzt wurde um Land und Machtausdehnung gekämpft.

Die Vorstellung von Religion wurde immer konkreter. Patriarchale Märchen entstanden zur moralischen Berechtigung des Mannes, sich Land, Tier, Frau und Kind untertan zu machen. Die höchsten Gottheiten waren jetzt männlich.

Und Gott der Herr segnete sie und sprach zu ihnen: „Seid fruchtbar und mehret euch und füllet die Erde und macht sie euch untertan und herrscht über die Fische im Meer und über die Vögel des Himmels und über alles Lebendige, was auf Erden kriecht!" 1. Mose 1,28

Hinduismus, Judentum, Christentum, Islam

Die unterschiedlichen Glaubensrichtungen brauchten für die eigene Machtausdehnung immer mehr Gläubige. „Heilige Schriften" wurden verfasst. Diese Schriften rufen die jeweiligen Anhänger stets auf, für die Machthaber zu arbeiten und deren Herrschaftsstrukturen und Gesetze zu erdulden. Eine „Win-win-Situation". Die mächtigsten Familien beriefen sich wiederum auf religiöse Strukturen zur Legitimation ihrer vererblichen Macht. Das war umso leichter möglich, da das niedere Volk und vor allem die Frauen des Lesens und Schreibens nicht mächtig waren. Den drei Buchreligionen und dem Hinduismus gemeinsam ist die Unterjochung der Frau unter die Herrschaft des Mannes, um ihm das Recht auf ihre Kinder zu sichern.

Gott der Herr sprach zur Frau: „Dein Verlangen soll nach deinem Manne sein, er aber wird über dich herrschen." 1. Mose 3,16

Unbedingte Vermehrung war Pflicht.

Ethnische Übernahme anderer Länder und Völker ist bis heute oft „Programm mit Ansage" (1. Mose 22,17). Ansonsten bedeutete eine wachsende Religionsgemeinschaft mehr Spenden, mehr Einnahmen und mehr politische Einflussnahme auf Herrscherhäuser oder Parteien.

Eines der erfolgreichsten Geschäftsmodelle der Menschheit.

Es gab immer mehr Menschen, die ernährt werden mussten.

Das machte immer neue Anbaumethoden für Pflanzen und Getreide nötig. Tiere wurden domestiziert und für die Feldarbeit genutzt. Tiere wurden im Stall gehalten, um Zugriff auf deren Muttermilch zu bekommen. Fleisch war vor allem für die Wohlhabenden der Kraftspender. Das niedere Volk bekämpfte mit Milch und Milchprodukten den Protein- und Vitaminmangel. Tiere hatten in den bäuerlichen Gesellschaften einen hohen Stellenwert. Bezeichnender Spruch aus dem Bessarabischen: „Gaul verrecken großer Schrecken, Weibertod keine Not."

Revolution aus dem Labor

Immer größere Menschenmassen sorgten für immer mehr Kapital und Profit. Also sorgte der Kapitalismus für immer größere Menschenmassen. Um Land und Macht besitzen zu können, hat der Mensch einst Gras und seine Samen als Nahrung gezüchtet. Die neue, nicht artgerechte Ernährung ließ und lässt die Menschheit erkranken.

„Macht unser tägliches Brot uns krank?“

Diese Frage beantwortet die Ärztegesellschaft für Erfahrungsheilkunde mit einem eindeutigen „Ja“. In einer Stellungnahme von Dr. med. Hans-Peter Friedrichsen wird die auf Getreide basierte Nahrung zudem als Förderer der Überbevölkerung klar herausgestellt[19].

Um noch mehr Menschen ernähren zu können, greift die Forschung tief in die Genetik der Pflanzen ein und verzwergt das Gras. Jetzt verträgt es besonders viel Dünger, ohne umzuknicken. Das Gras wird genetisch so verändert, dass es selbst das Gift überlebt, das über die riesigen Monokulturen versprüht wird und alles andere Leben tötet. Dieses Gift heißt „Round-up“ oder besser bekannt als „Glyphosat“. Der Initiator dieses Prozesses ist die Rockefeller Foundation um den Ölmagnaten Rockefeller. Die Akteure dieser Gen-Revolution aus dem Labor, die von der Rockefeller Foundation unterstützt werden, sind:

DuPont Bio Technology, Dow AgroScience, BASF Plant Science, BAYER Crop Science und Monsanto.

Das waren die Väter der „Grünen Revolution“.

Die „Grüne Revolution“

Um 1960 begannen die Raubtierkapitalisten um Rockefeller in den USA ihr Ölgeschäft um ein noch einträglicheres Geschäftsfeld zu erweitern: Sie verkaufen den Entwicklungsländern ihr genetisch verändertes Hochleistungsgetreide. Diese Pflanzen sind aus sich selbst nicht mehr vermehrungsfähig. Das patentierte Saatgut der hybriden oder sterilen Pflanzen müssen die Bauern jährlich von den Saatgutherstellern neu erwerben. Die teuren Spritz- und Düngemittel noch dazu. Damit bringt man die örtlichen Kleinbauern in Abhängigkeit und ruiniert viele von ihnen. Die ertragreichsten Anbaugebiete fallen daraufhin Großinvestoren zu. Der exzessive Pflanzenanbau verbraucht Trinkwasserreserven und verseucht die Böden. Aber die neuen Hochleistungsgetreide und deren üppige Erträge ermöglichen eine Bevölkerungsexplosion. Die Menschheit kann sich mehr als verdoppeln, von 3 Milliarden in 1960 auf 7,8 Milliarden in 2019. Lebensmittelproduktion, Chemie-, Medizin- und Pharmaindustrie entwickeln sich zu einem gigantischen Geschäft, das unter dem Label „Humanität" firmiert.

Durch die widernatürliche Kohlenhydratmast verfetten die Menschen.

Jetzt sind nicht mehr die Hungernden das zahlenmäßig größte Problem. Weltweit gibt es, genau wie in Deutschland, mehr kranke, oft mangelernährte Fettleibige. Diabetes Typ 2 grassiert als neue Volksseuche. Diabetes Typ 2 ist die Zivilisationskrankheit, die durch Kohlenhydratmast entsteht. Offiziell leidet bereits eine halbe Milliarde Menschen daran und täglich wächst die Zahl der Betroffenen. Eine Erkrankung, die Augen erblinden, Gliedmaßen absterben und Nieren versagen lässt. Am Ende des Tages führt diese Stoffwechselerkrankung zur Demenz und Tod durch Herzinfarkt oder Schlaganfall. Das überbevölkerte Indien, die größte Vegetarier- und

Wenig-Fleisch-Esser-Nation, ist Weltspitzenreiter in Sachen Diabetes Typ 2, Bluthochdruck, Herz-Kreislauferkrankungen und Herzinfarkt. Selbst Dr. Rafael Schneider als Vertreter der Welthungerhilfe stellt fest:

> *„Bereits die Grüne Revolution hat uns gelehrt, dass Produktivitätssteigerung allein nicht ausreicht, um alle Menschen weltweit mit gesunden und bezahlbaren Nahrungsmitteln zu versorgen."*

Die Monopolisierung des Lebendigen

Die Gesellschaft ist 2019 an einem Punkt angelangt, an dem sich Industrie, Medizin und Nahrungsmittelproduktion schier unauflösbar miteinander verflochten haben. Die weltweit tätigen Agrar-Chemieriesen und deren Lobbyisten diktieren jetzt die Politik um Boden, Wasser, Saatgut, Dünger, giftige Spritzmittel, Lebensmittelproduktion und Medikamente. Diese Konzerne verdienen vom Samenkorn über grotesk entwickelte Lebensmittel bis hin zum sündhaft teuren Medikament. Und Medikamente werden immer häufiger gebraucht infolge der nicht artgerechten Ernährung. Geschätzte 80–90 % aller Zivilisationskrankheiten sind dadurch bedingt.

Landwirtschaftsindustrie und Medizinindustrie fusionieren

- 2016 schluckte der chinesische Agrochemie-Riese Chemchina den Schweizer Pharmahersteller Syngenta.
- 2017 übernahm der US-Chemie-Riese DuPont den Chemiekonzern Dow.

- 2018 fusionierte der deutsche Chemie-Riese BAYER mit dem amerikanischen Konzern Monsanto. Monsanto ist der Hersteller von patentiertem Saatgut und dem Pflanzengift Glyphosat. Zur BAYER AG gehört die BAYER HealthCare AG, die Medikamente produziert.

2018 wurde der deutsche BAYER Konzern der größte Agrochemie-Riese weltweit. Übrigens, 2016 stieg die Rockefeller Foundation aus dem Ölgeschäft aus. Öl ist nicht mehr so wichtig. Die Presse titelte „Die moralische Vernunft des Kapitalismus".

„Moralische" Vernunft – ach, tatsächlich.

2018 entschied der Europäische Gerichtshof über die Genschere CRISPR Cas9.

„Clustered regularly interspaced short palindromic repeats" ist eine Immun-DNA von Bakterien. Cas9 ein Enzym, das wie eine Schere funktioniert und Erbgut zerschneiden kann. Mit diesem Werkzeug bekämpfen Bakterien eigentlich ihren Virenbefall. Im Labor lässt sich mit CRISPR Cas9 jede DNA zerschneiden und neu zusammensetzen, pflanzliche, tierische und menschliche. Forscher behaupten, dass dies nur in der Weise geschehe, so wie es auf „natürlichem" Weg auch geschehen könnte, da keine fremde DNA eingekreuzt werde. Forscher wollen damit eine neue Generation an Pflanzen züchten, die resistenter gegen Fressfeinde, Schimmel und Pilzbefall sind. Wegen des Klimawandels sollen diese Pflanzen größere Hitze ertragen. Und weil der Klimawandel kaum noch aufzuhalten ist und die bösen Kühe so arg pupsen, ist es total notwendig, solche Pflanzen endlich anzubauen.

(Anmerkung der Autorin: Die Realität hat meine Befürchtungen bereits eingeholt. Im November 2018 kamen die ersten Babys mit menschlich veränderter DNA zur Welt. Der Chinese He Jiankui von der South University of Science and Technology in Shenzhen griff mit dieser Genschere in das Erbgut von Zwillingen ein. Die Veränderung ist nachhaltig, da diese Kinder diese Mutation ihrer Keimbahn an ihre Kinder weitervererben werden. So wird jeder menschliche Fehler in der Schöpfung der veränderten DNA in die menschliche Evolution eingetragen.)

Der Europäische Gerichtshof entscheidet: CRISPR Cas9 ist Gentechnik.

Da Europa sich noch quer stellt bei den Genehmigungsverfahren für Gentechnik, wird BAYER seine Forschungsaktivitäten in die USA verlegen. Seit der Übernahme des US-Konzerns Monsanto ist das logistisch kein Problem. Die USA haben wenig Einwände in Sachen Genmanipulation. Das war einer der Hauptgründe für den Erwerb von Monsanto.
Laut einem Bericht von Stig Tanzman von „Brot für die Welt" versprachen die Deutschen dem US-Präsidenten Donald Trump noch vor dessen Amtseinführung in privater Atmosphäre 3000 neue Forschungsarbeitsplätze[20].

Es gibt keine Kartellbedenken.

Die drei Agrochemie-Riesen DuPont, ChemChina und BAYER/ Monsanto beherrschen jetzt die Welt in Sachen Saatgut, Spritzmittel, Dünger, Medikamente.

Deren Forschung wird finanziert, deren Studienergebnisse werden publiziert. Sie finanzieren Universitäten, in denen gelehrt wird, was in ihrem Sinne ist oder ihrem Geschäftsziel dient. Auf Basis ihrer Erkenntnisse werden die „Experten" ausgebildet, die Medizinindustrie und Patienten beraten. Lobbyisten dieser Konzerne sind in den Parlamenten vertreten, um deren Interessen durchzusetzen. Dafür stehen ihnen unerschöpfliche finanzielle Mittel zur Verfügung.

„Weltrettung"
das ist das neue, höchst profitable Geschäftsmodell.

Die Industrie schafft mit dem Eingriff in die DNA von Lebewesen ein unwägbares Risiko für Umwelt und Gesundheit von Mensch und Tier. Die Folgen sind unkontrollierbar. Wie immer wird die Natur zurückschlagen.

Das wird die „Schwarze Revolution".

WURZELRASSE – HERRENRASSE – VOLLKORNBROT

Die deutsche Gesellschaft wird ernährt.

Zu glauben, dass es der Politik in Sachen Essen um die Gesundheit des Einzelnen geht, ist naiv. Zumindest in Deutschland gibt es eine andere Tradition. Die Ernährung sollte hier die Rasse geistig und körperlich zum Besseren bekehren. Den Nazis war Unabhängigkeit von Lebensmittelimporten anderer Nationen oberstes Gebot. Und der einheimischen Wirtschaft die Pfründe zu sichern, spielt ebenfalls keine unerhebliche Rolle.

Den Boden bereiten die Anthroposophen um Rudolf Steiner (1861–1925).

Steiner ordnete die Menschheit in sieben Wurzelrassen. Seine Wurzelrassen-Thesen entstammten Teilen der hinduistischen Lehren. Diese Thesen wurden unter anderem schon von der Okkultistin Helena Petrovna Blavatsky in der „Geheimlehre" 1888 publiziert. Die Russin war Mitbegründerin der anglo-indischen Theosophie. Ein Grundstein der modernen Esoterik, deren Anhänger Steiner war. Damals wie heute bestehen die radikalen Hindus auf Vegetarismus als Grundvoraussetzung zur Züchtung einer Herrenrasse[21]. Hitler studierte Blavatzkys Schriften ebenso. Steiner und Hitler waren Verfechter der Wurzelrassenlehre, zu der die patriarchal autoritäre Weltordnung gehörte.

Allen Vertretern gemein
war eine extrem lustfeindliche Einstellung.

Der Vegetarier Steiner gründete am 7. September 1919 die erste Waldorfschule und unterrichtete seine Wurzelrassenlehre. Demnach sind die Arier die fünfte von sieben Wurzelrassen und besonders die Deutschen zur Verwirklichung der Ich-Entdeckung prädestiniert. Laut Steiner seien „Weiße Arier" die einzige am Geiste schaffende Rasse und somit über alle anderen Rassen erhaben. Sie hätten für die nächsten 1500 Jahre die spirituelle Weltherrschaft inne. Wenn, ja wenn, geistig genug gelebt wird.

Sex nur zur Fortpflanzung und Vegetarismus

Das waren Steiners Ratschläge, um sich des beschwerenden Körperlichen zu entledigen. Der Lohn für Fleischlosigkeit in jeder Hinsicht seien geistige Klarheit, Weitsicht und der Aufstieg in die 6. Wurzelrasse der Engelwesen. Wie bei jedem Wurzelrassenaufstieg selbstverständlich nur für einige Wenige. Im Interview mit dem „Waldorfblog" erwähnt Prof. Peter Staudenmaier Steiners Empfehlungen an schwangere weiße Frauen,

> *„keine Negerromane lesen, sie könnten sonst Mulattenkinder bekommen."*[22]

Die von Steiner hellseherisch gewonnenen landwirtschaftlichen Anbaumethoden wurden vor allem von Adolf Hitlers Stellvertreter und praktizierendem Vegetarier Rudolf Heß aufgenommen und in die Praxis umgesetzt. Ebenso tat der Reichsführer-SS, Heinrich Himmler, als Pflanzenkost-Freund und Naturheilkundeanhänger, sein Möglichstes um diese esoterischen Anbaumethoden in der deutschen Agrarwirtschaft zu etablieren. Gegen die zunehmenden Widerstände der chemischen Industrie, die selbstverständlich andere Interessen hegte. Im zuständigen Reichsnährstand fielen seine Ideen auf fruchtbaren Boden. Himmler hätte am liebsten die gesamte Waffen-SS vegetarisch verpflegt, stieß hier jedoch auf Widerstand. Im Konzentrationslager Dachau ließ er von Gefangenen, die er noch nicht in die Gaskammer geschickt hatte, ein Kräutergärtlein anlegen[23]. Es schlug die Stunde der biologisch-dynamischen Landwirtschaft.

Vegetarismus und Wenig-Fleisch-Verzehr waren Nazipropaganda.

Der vegetarisch lebende Propagandaminister Joseph Goebbels sah im Verzehr von Fleisch „die Perversion des modernen Menschen“[24]. Der Teilzeitvegetarier Hitler seinerseits grübelte darüber nach, wie man das gesamte deutsche Volk zum Vegetarismus bekehren könnte. Sein Lieblingskomponist Richard Wagner, bekennender Antisemit und Vegetarier, bezeichnete Fleischverzehr „als eine Vermischung von Rasse und Blut, die die nordisch-germanische Reinheit verschmutze“[25].

Die Nazis gaben sich alle Mühe, das deutsche Volk vor dieser Verunreinigung zu schützen. Die großen Schlächter der Menschheit waren hingegen engagierte Tierschützer. 1933 wurde das „Reichstierschutzgesetz“ erlassen und 1938 Tierschutz als Unterrichtsfach eingeführt.

Alles nur aus Liebe zum Tier?

Die Faschisten kümmerten sich intensiv um die Organisation der Ernährung. Klares Ziel: Man wollte das „deutsche Volk ohne Raum" aus eigener Produktion ernähren. Der Zweite Weltkrieg wurde vorbereitet. Nur durch eine ausreichende Nahrungsversorgung konnte dieser Krieg gewonnen werden, ein Erkenntnisgewinn aus dem verlorenen Ersten Weltkrieg. Zu diesem Zweck bündelten die Nazis Landwirtschaft, Medizin, Statistik, Chemie und Forschung in einer Institution. 1935 wurde Die Deutsche Gesellschaft für Ernährungsforschung gegründet, mit engen personellen Verflechtungen zum Landwirtschaftsministerium.

Die DGEF war eine Speerspitze der Nationalsozialisten in der Erzeugerschlacht um Lebensmittelautarkie. Das war die erste Schlacht, die verloren ging. Das größte Defizit bestand bei tierischen Produkten. In der kleinteiligen deutschen Landwirtschaft gab es nicht genügend Kapazität für Tierhaltung in ausreichendem Maße, um die gesamte Bevölkerung kontinuierlich mit Fleisch und tierischem Fett zu versorgen. Es entstand eine „Fettlücke" und Proteinmangel. Mit Preiserhöhungen bei Butter und Reglementierung des Verkaufs wurde Hamsterkäufen entgegengewirkt. Intensive Forschungen wurden unternommen, um Vitamin- und Proteinersatz für Fleisch zu finden. Außer Protein aus Lupinen sollte es die Sojabohne richten, was ihr den Spottnamen „Nazi-Bohne" eintrug. Die Hitlerjugend wurde mit Bratlingspulver und Hefebrotaufstrichen verpflegt. Obst, Kartoffeln und Marmelade aus heimischer Produktion wurden empfohlen. Karies nahm rasant zu und es wurde von offizieller Seite zum Zähneputzen und Zahnapell aufgerufen.

Der Proteinmangel erhöhte die Kindersterblichkeit. Nicht arischen

Gefangenen wurde kein tierisches Eiweiß mehr zugeteilt. Es wurden grausamste Experimente an Gefangenen mit Ersatzstoffen für tierisches Protein unternommen. Die Herstellung von Protein aus Hefe war ein Forschungszweig, der Hefe als billiges Nahrungsfleisch etablieren sollte. Blöd nur, dass Hefe die Aminosäure Cystin fehlt und es bei Ernährungsexperimenten mit Ratten zum Leberzerfall kam. Doch die Proteinnot war groß und so wurden Produkte wie die „Biosyn Vegetabil Wurst" entwickelt.

Die Nazi-Veggie-Wurst verursachte Darmblutungen bis hin zum Tod.

Verschiedene Versuche an KZ-Insassen ergaben, dass rein pflanzliche Ernährung zu Krankheiten bis hin zum Tod führen konnte. Ein Bakteriologe und Hygieniker tat sich in der Ernährungsforschung besonders hervor, der Befürworter von Rassenhygiene und Zwangssterilisation Werner Kollath. Seine Zielrichtung war das ganze Getreidekorn, gerne in Wasser gequollen. Werner Kollath prägte den sehr deutschen Begriff der Vollwerternährung[26].

Für Männer wie Wilhelm Heupke, Chef der Deutschen Gesellschaft für Ernährungsforschung, spielte die Frische des Korns eine untergeordnete Rolle. Er befand, dass der Wert der Nahrung durch deren Erzeugbarkeit bestimmt werde. Und da Fleisch teuer, knapp und aufwändig zu produzieren war und sowieso nicht für alle verfügbar, empfahl er Pflanzenkost als Hauptbestandteil der Ernährung und Wenig-Fleisch-Verzehr. Weißes Fleisch von Huhn und Kaninchen war akzeptabel, da lokal und platzsparend zu erzeugen.

Der Endsieg des Vollkornbrots über das Fleisch.

Der 1939 gegründete „Reichsvollkornbrotausschuss“ hatte zum Ziel, Rindfleisch, Schmalz, Butter und Speck in der Bevölkerung durch Vollkornbrot, Kartoffeln und Haferflocken zu ersetzen. Die Geschäftsstelle im Gebäude der Berliner Charité ließ in den staatlich gelenkten Medien verbreiten, dass mit übermäßigem Verzehr von Fleisch und Fett Adipositas und Krebserkrankungen einhergingen. Vollkorn sollte den Volkskörper nähren, die Marsch- und Trageleistung des deutschen Soldaten aufrechterhalten und Profite sichern. Der Reichsgesundheitsführer versprach:

> *„Die Forderungen der Ernährungswirtschaft und der Gesundheitsführung werden bestens übereinstimmen.“*

Sprich: gestählter Volkskörper und satte Gewinne für die einheimische Wirtschaft. Allein, das volle Korn hat nicht gereicht. Der Krieg ging verloren. Die DGEF, Deutsche Gesellschaft für Ernährungsforschung, ging 1945 in den Nachkriegswirren unter. Nicht ganz[27].

Am 04.11.1953 wurde die Deutsche Gesellschaft für Ernährung gegründet – die DGE

Nach wie vor ein Sprachrohr des Bundesministeriums für Ernährung und Landwirtschaft. Einer der neuen, alten Chefs: Wilhelm Heupke. Ein weiteres Kontinuum war der DGE-Gründer Heinrich Kraut. Er definierte das neue, alte Ziel, „wie eine vollwertige Ernährung beschaffen sein soll und wie sie in unserem Lande verwirklicht werden kann.“ Kraut wurde zudem Leiter der Welthungerhilfe. Ein passender Posten, hatte er doch in den Jahren des Nationalsozialismus Versuche an KZ-Insassen begleitet, um herauszufinden, mit wie wenig Kalorien diese überleben konnten. Eine weitere wichtige Erkenntnis aus jener Zeit: Proteinmangel war schlimmer als Kalorienmangel[28].

Die Gründerväter der DGE machten einen Ausflug nach Amerika.

Dort informierten sie sich gründlich, wie man am besten die Interessen der Landwirtschaft mit dem gigantischen Geschäft der Agrar- und Lebensmittel-Produktion vereinigt. Das Ganze dann zu Gesundheitsempfehlungen bündelt, die der Industrie die Absatzmärkte garantieren. Und siehe da, wenn Faschismus und Kapitalismus als Patenonkels an der Wiege einer Institution stehen, kommen sensationelle Gewinne für die Wirtschaft dabei heraus. Menschenliebe und Gesundheit des Einzelnen selbstverständlich nicht.

***Das Tier, das hier geboren wurde,
heißt Raubtierkapitalismus.***

Oder wenn Fleisch, dann mageres Fleisch, in Deutschland gerne Geflügel. Eben alles, was gut zu produzieren und mit ausreichender Gewinnspanne zu vermarkten ist. Die Deutschen haben bei den Amerikanern gut gelernt. Die Parallelen der Systeme sind nicht zu übersehen. Die kapitalistische Verbindung von Agrarwirtschaft mit chemischer Industrie ist unschlagbar. Daraus resultierend haben die beiden Länder mit BAYER und DuPont die größten Agrochemie-Riesen der Welt. Deren Lobbyisten sitzen an den Ohren der Politiker in den Landwirtschaftsministerien und soufflieren in ihrem Sinne gewinnträchtige Strategien der Lebensmittelproduktion.

Das Sprachrohr des deutschen Landwirtschaftsministeriums ist die Deutsche Gesellschaft für Ernährung, die DGE. Die empfiehlt folgerichtig aus der Tradition heraus „gesunde" Ernährung entlang der Produktion der einheimischen Wirtschaft. Die Geschäfte der agrochemischen Industrie laufen sehr gut. Saatgut, Dünger, Spritzmittel und Lebensmittelchemie lassen sich mit diesem staatlich verordneten „Stand der Wissenschaft" wunderbar vermarkten. Die Bürger sind dadurch quantitativ überernährt aber qualitativ unterversorgt. Auf den Punkt: Viele sind zu dick, aber leiden unter Protein- und Nährstoffmangel. Oder sie sind dünn und schwach. Die nur mittelmäßige Lebenserwartung der Deutschen in der EU wird mit überteuerten Medikamenten derselben Agrochemie-Riesen in einem der teuersten Gesundheitssysteme der Welt erkauft. Verfettete Bürger, fette Medikamentenpreise und superfette Gewinne für die Agrochemie. Auch in diesem Resultat gleichen sich das amerikanische und das deutsche System.

Die Industrie lässt ihre „Experten" behaupten, dass der Verzehr von Soja und Grassamen in Form von Getreide, Reis, Mais gesund sein soll. Den Forschern, die etwas anderes als die gewünschten Ergebnisse feststellen, entzieht die Industrie die Forschungsgelder, lädt sie zu keinem Fachkongress mehr ein und klagt sie in Grund und Boden. Siehe John Yudkin, der schon 1972 die Gefahr durch Zucker und Kohlenhydratmast angemahnt hatte. Kein Einzelfall.

„Die gekaufte Wissenschaft"

In diesem aufschlussreichen Artikel in der ZEIT[29], wird deutlich, dass sich Wissenschaftler heutzutage als Dienstleister ihrer Auftraggeber sehen. Auch der Spiegel deckt auf, dass Pharmaindustrie und Forschung an Universitäten miteinander verflochten sind. Die BAYER HealthCare AG finanziert die Universität Köln mit jährlich sechsstelligen Summen. Die Uni erforscht kardiovaskuläre Erkrankungen und darf ihre Verträge mit BAYER geheim halten[30]. Mit ihren Geldern finanzieren die Konzerne Universitäten, kaufen Studien und handeln damit. Sie ziehen Experten heran, die in ihrem Sinne forschen und publizieren.

Die WHO wird gleich mitfinanziert.

Deutschlandfunk Kultur titelt, dass die Weltgesundheitsorganisation eine „Geisel potenter Geldgeber ist"[31]. Die WHO wird nur zu 20 % durch Pflichtbeiträge der Mitgliedsstaaten finanziert. Den Löwenanteil von 80 % finanzieren Interessengruppen der Industrie, Stiftungen und private Spender. Experten der WHO dürfen ihre Karrieren bei der Industrie fortsetzen, wie der Tiermediziner und Virologe Klaus Stöhr, der von der WHO direkt zum Pharmakonzern Novartis wechselte.

Laut WHO ist Fleisch potenziell krebserregend, Glyphosat aber kein Problem.

Diese Aussage wurde 2015 von der WHO getroffen. Gerade noch rechtzeitig vor der Übernahme des Glyphosat-Herstellers Monsanto durch den BAYER-Konzern. Fleisch und vor allem rotes Fleisch soll gesundheitsschädlich sein. Nicht etwa das tatsächlich durch Hormone und Antibiotika verseuchte Geflügelfleisch. Das lässt sich schnell und platzsparend produzieren. Apropos Platz ...

Die Nahrungsproduktion einer Gesellschaft bestimmt über die Umwelt.

Das kann jeder sehen, der an den öden Monokulturen auf Deutschlands Feldern vorbei spaziert. Deutschland agiert hier im Verbund mit der EU. Die Deutschen sollen vermehrt Getreide- und Milchprodukte verzehren. Am besten aus heimischer Produktion. So wird es hierzulande empfohlen, beworben und praktiziert. Das ist sehr günstig für die landwirtschaftliche Großindustrie, für Bodenspekulanten und die agrochemische Industrie. Denn die EU hat mit deutschem Zutun ein Subventionssystem errichtet, dass genau diese riesigen Monokulturen fördert. Die 55 Milliarden Euro an Subventionen, die jährlich ausbezahlt werden, fließen hauptsächlich in die Taschen der Agrar-Riesen, denn je größer die bewirtschaftete Fläche ist, desto mehr Subventionen gibt es. Verseuchtes Trinkwasser, überdüngte Felder, die mit gigantischen Maschinen bestellt werden, sind die Folge. Nicht nur in Deutschland.

Großinvestoren in ganz Europa reißen sich um Grund und Boden wie um blutige Beute.

Agrarkonzerne sichern sich Flächen in der Größe des Bundeslandes Bremen. Das entvölkert das Land und die Dörfer, da für diese Art der Landwirtschaft keine Arbeitskräfte mehr nötig sind. Nur noch riesige, meist digitalisierte Maschinen. Freiland-Weidetierhaltung mit viel menschlicher Fürsorge und Handarbeit würde diesem industriell profitablen Geschäftsmodell sofort den Boden entziehen. Kleine bäuerliche Betriebe mit Freiland-Tierhaltung gehen bei den Subventionen jedoch so gut wie leer aus.

Alm-Öhi und Ziegenpeter bekommen keine EU-Subventionen.

Zudem machen es die ständig verschärften Schlachtregelungen den kleinen Tierhaltern unmöglich, diese Vorgaben zu erfüllen. Die für die Tiere stressarmen Schlachtungen auf dem heimischen Hof sind so nahezu ausgeschlossen. Tiertransporte zu riesigen rentablen Schlachthöfen sind die Folge. Gut gemeint und schlecht gemacht? Oder so gewollt um das rationalisierte Geschäft mit dem Tier in die Hände einiger weniger zu legen?

Die Resthühner für Afrika

Europa ist im wahrsten Sinne des Wortes übersättigt und so gilt es neue Absatzmärkte zu generieren. Dafür ist der Handel mit patentiertem Saatgut, prozessierten Milchprodukten und Geflügelfleisch ideal. Nachdem vor allem die hiesigen Frauen wie empfohlen viel Vollkornbrot und wenig mageres Geflügelfleisch gegessen haben, wird das tiefgekühlte Resthuhn nach Afrika verkauft[32]. Das Kilogramm Huhn aus der afrikanischen Produktion ist doppelt so teuer wie die aus Europa importierten Geflügelfleischreste. Diesem Preisdruck können die lokalen Betriebe mit ihren Arbeitskräften und viel Handarbeit nicht standhalten. Sie gehen pleite. Europa walzt mit seinen subventionierten landwirtschaftlichen Produkten und industriell produzierten Erzeugnissen den afrikanischen Markt platt. Die EU exportiert um ein Vielfaches mehr nach Afrika, als von Afrika importiert wird. Afrikanische Produzenten können nur mit Dumpinglöhnen reagieren, um dem Preisdruck standzuhalten. Von diesen Löhnen können die Arbeiter kaum überleben, geschweige denn teure Inlands-Hähnchen bezahlen. Also wird europäisches Billighuhn gekauft um satt zu werden. Jedes Jahr die gesamte deutsche Bevölkerung mehr zu ernähren, ist die Aufgabe in Afrika. Denn die Bevölkerung Afrikas wächst jährlich um 82 Millionen Menschen. Und nein, daran sind weder die ehemaligen Kolonialherren noch das Klima schuld. Die Gründe hierfür sind in extrem patriarchalen Strukturen zu finden, die von den Religionen gestützt werden und die Frauen als Gebärvieh missbrauchen.

Die zunehmende Ernährungsmisere Afrikas soll von der hiesigen Wirtschaft gelöst werden.

Und da wären wir bei der „Grünen Revolution 2.0". Das Supergetreide aus genverändertem CRISPR Cas9 Saatgut wird selbstverständlich der „neue Segen" auf den Feldern Afrikas. Wegen dem Klimawandel, der Entwicklungshilfe und der Humanität und allem. Zwar passen sich Tiere viel leichter klimatischen Veränderungen an, aber mit ganzen Kühen lässt sich nur schwer handeln und an unverarbeitetem rotem Fleisch wird zu wenig verdient. Also ist rotes

Fleisch ein Problem für die Gesundheit. Zweifel sind angebracht, denn das hat die Ernährungswissenschaft nicht wirklich herausgefunden, tut aber so, als ob. Keine einzige belastbare Studie kommt zu diesem Ergebnis. Im Gegenteil.

> *„Die Ernährungswissenschaften sind in einer bemitleidenswerten Lage",*

sagt Professor Gerd Antes, Leiter des Cochrane Institutes in Freiburg. Die Cochrane Institute sind ein weltumspannendes Netzwerk von Wissenschaftlern und Ärzten, die eine belastbare Datenlage in den Studien anstreben. Die Experten wollen eine echte Verbesserung für die Gesundheit der Patienten erreichen.

„Der aktuelle Stand der Wissenschaft"

In Sachen „gesunder" Ernährung wird dieser in Deutschland von der DGE ausgegeben. Auf Basis der Industrie-gesponserten Erkenntnisse erteilt die Deutsche Gesellschaft für Ernährung ihre Ratschläge. Die DGE empfiehlt ganz viel Getreide und Kartoffeln, Obst und Gemüse aus heimischer Produktion, am besten fünfmal am Tag. Und ganz viele Milchprodukte, wegen des Proteinbedarfs. Nur sehr wenig rotes Fleisch, vielleicht als Sonntagsbraten. Wenn Fleisch, dann am liebsten mager und am allerliebsten Geflügel. Wo hat man das schon mal gehört?

Freiland-Tierfleisch wird in Deutschland kaum produziert und wird deshalb nicht empfohlen. Die schädlichen, potenziell krebserregenden Konservierungs- und Lebensmittelzusatzstoffe werden selbstverständlich nicht verboten. Sie machen zum Beispiel Wurst so schön haltbar, vereinfachen Produktionsprozesse und vergrößern die Gewinnmarge. Also sind sie erlaubt, weil sich das Gegenteil anscheinend nicht beweisen lässt.

Nach diesen Empfehlungen richtet sich die deutsche Politik. Das ist die Berechnungsgrundlage für Sozialbeihilfen und der Standard für Krankenkassen, Krankenhäuser, Altersheime, Schulen, Kindertagesstätten, Mensen, Jugendheime, Kantinen etc.

Das Ausland zweifelt.

Zu viele Tote durch zu viele Kohlenhydrate

2017 erschien die spanisch-kanadische PURE-Studie[33]. Die spanischen und kanadischen Mediziner hatten eine über Jahre hin groß angelegte Ernährungsstudie mit 7447 Teilnehmern durchgeführt, die ein Risiko für Herz-Kreislauf-Erkrankungen hatten. Eine Gruppe ernährte sich ähnlich den DGE- Empfehlungen sehr kohlenhydratlastig. Die zweite Gruppe aß sehr fettreich.

Die spanischen Mediziner mussten die Studie aus ethischen Gründen abbrechen, da viele der Kohlenhydrat-Esser verstarben. Die Mediziner stellten heraus, dass der Verzehr von gesättigten Fetten, wie sie in tierischen Fetten vorkommen, das Schlaganfallrisiko um 20 % senken. Das gleiche Ergebnis wie schon beim „Minnesota Coronary Experiment" 1970. Eine Studie, die nach höchstem wissenschaftlichem Standard durchgeführt wurde.

Nach der Publikation bedeckte die DGE ihre potenziell krankheitsfördernden Ernährungsempfehlungen mit einem klitzekleinen Feigenblatt. Jetzt soll der Deutsche fette statt fettarmer Milchprodukte und Vollkorngetreide statt Weißmehl essen. Das Vollkornbrot soll es richten. Kommt einem bekannt vor.

„Täglich Fleisch vom freilebenden Tier“

Deutschlands Politik hätte ein immenses Problem, wenn die DGE täglich Freiland-Fleisch für jeden Mensch empfehlen würde. Das wäre dann der „aktuelle Stand der Wissenschaft“ und der in Wahrheit optimale Ratschlag für menschliche und tierische Gesundheit und eine intakte Umwelt. Allerdings würden sich damit die Berechnungsgrundlagen für viele wichtige politische Parameter ändern. Die Politik müsste zugeben, dass der Mindestlohn, das Arbeitslosengeld und die Hartz IV-Sätze zu niedrig sind, um sich nach diesem „Stand der Wissenschaft“ gesund zu ernähren. Da agiert Deutschland nicht anders als Indien. In Indien wird anhand der Kalorienmenge für eine dreiköpfige Familie der Mindestlohn berechnet. Indien setzt auf billige vegetarische Pflanzenkost als Berechnungsgrundlage. Sehr gut für die Arbeitgeber der überbevölkerten Nation, sehr schlecht für deren Menschen.

Die deutschen Hartz IV-Sätze gewährleisten anscheinend eine „ausgewogene“ Ernährung nach heutigem „Stand der Wissenschaft“, den die DGE als Sprachrohr des Ministeriums für Landwirtschaft ausgibt. In Deutschland können sich schon jetzt 30 % der Arbeitslosen nur jeden zweiten Tag eine „vollwertige“ Mahlzeit leisten. Was auch immer derzeit als vollwertig bezeichnet wird. Wie viel hohenlohisches Weiderind kann hier pro Tag gegessen werden? Das gilt groteskerweise als Luxus, obwohl Fleisch aus Freilandhaltung normaler Standard sein sollte.

Die Politik müsste zugeben, dass viele Löhne und Gehälter zu niedrig sind.

Laut internem Papier des deutschen Wirtschaftsministeriums haben die Reallöhne der unteren 40% der Einkommen weniger Kaufkraft als vor 20 Jahren. Im Gegenzug haben sich die Gewinne der deutschen Wirtschaft verdreifacht. Hinzu kommt, dass nur 45% der Deutschen Wohneigentum besitzen. Über die Hälfte der Bevölkerung ist Spielball des Immobilienmarktes. Als Folge von Bankenrettung und wirtschaftsfreundlicher, aber verkorkster Euro-Geldpolitik gibt es nahe 0 % Zinsen auf Guthaben, Stand 2019 sogar Minuszinsen auf deutsche Staatsanleihen und größere Vermögen. Daher reißen sich die Investoren und Immobilienhaie auch in den Städten mit Höchstpreisen um jeden Quadratmeter Boden. Die Mieten steigen und steigen. In Deutschland wohnt man sich mittlerweile arm. Das Rentenniveau sinkt mit Ansage der Politik. So muss der Einzelne immer stärker selbst für das Alter vorsorgen. Obwohl der gefräßige deutsche Staat mit den weltweit höchsten Steuern, Abgaben, Energie- und Gesundheitskosten dafür kaum Spielraum lässt. Wie viel Geld bleibt übrig für ein tägliches Stück vom schwäbisch-hällischen Landschwein, damit Mensch und Tier in Anstand leben können?

Zum Glück wird praktisch täglich neu herausgefunden, dass das eh irgendwie nicht gesund sein soll. Billige, stärkehaltige Kohlenhydratmast reicht. Wie sie zunehmend vielen Bürgern im „reichen" Europa zu genügen hat.

Die Politik müsste zugeben, dass viele Renten zu niedrig sind.

Um sich nach diesem „Stand der Wissenschaft" gesund zu ernähren sind die Altersbezüge häufig zu gering. Was für ein Skandal, im „reichen" Deutschland können sich viele Alte nicht ausreichend mit gutem Fleisch ernähren – zu teuer. Das ist schon aktuell der Fall. Viele Rentner sind proteinmangelernährt. Und nein, Proteindrinks bringen hier nichts, das ist bewiesen, die Pharmaindustrie kann sich wieder setzen. Und mit der Welle an Altersarmut, die sich mit der Babyboomer-Generation auf Deutschland zubewegt, wird sich dieses Problem extrem verschärfen. Die Frauen wird es am schlimmsten treffen.

Sie haben einen Unfall und kommen ins Krankenhaus.

Geschmacklich mag es beim Essen persönliche Präferenzen geben. Wichtig wäre, dass Krankenhauskost Ihre Heilung unterstützt. Deutsche Kliniken werden nach DGE-Vorgaben ausgestattet, also müssen 10 % Proteinanteil reichen. Das deutsche Krankenhausessen ist so arm an Proteinen, dass es Heilung verhindert oder sogar Schäden provoziert. Aber Proteine, zumal aus Fleisch, sind kostspielig. Drei Euro Wareneinsatz pro Tag und Patient müssen reichen.

Jeder vierte Patient wird proteinmangelernährt ins Krankenhaus eingeliefert[34].

Im Krankenhausalltag verschärft sich dieses Problem zusehends. Brot, Brot, Brot, Tütensuppen, Schokopudding, süße Drinks, Nudeln, Reis, Kartoffeln, Brot, Brot und noch mehr Brot, bringt Sie als Patient gesundheitlich und kräftemäßig in eine Abwärtsspirale. Obwohl genau jetzt Ihr Körper auf hochfunktionales Protein angewiesen wäre, wie es unverarbeitetes Fleisch mit roher Struktur liefert.

Proteinmangel verursacht in Kliniken und Altersheimen einen Schaden von jährlich 10 Milliarden Euro. Das stellte ein Ärztekonvent bereits 2006 in Stuttgart fest. Durch das Fehlen von funktionalem Eiweiß im Essen kommt es zu mehr Infektionen, mehr Lungenentzündungen, mehr Wundliegen, schlechterer Wundheilung, Schluckbeschwerden, längerer Rekonvaleszenz[35]. Dadurch sind viel häufiger Bluttransfusionen nötig und innere Blutungen kommen langsamer zum Erliegen. Der offensichtliche Verlust an Muskulatur und kraftvoller Substanz kann von Patienten in höherem Alter nicht mehr ausgeglichen werden. Viele selbstständige ältere Patienten werden durch den Muskulaturverlust während des Klinikaufenthalts zu Pflegefällen. Denn jeder Tag mit einem Proteindefizit wird vom Körper im Alter durch Muskelabbau „ausgeglichen". Sie erinnern sich? 1 Gramm Protein pro Kilogramm Körpergewicht, im Alter eher 1,5 Gramm. Die Leber hilft nach der Lebensmitte immer schlechter bei der Bildung von Proteinen. Die bestehende Muskulatur ist der Proteinspeicher, auf den der Körper in Notsituationen zurückgreift. Die FAZ recherchiert: „Viele Krankenhauspatienten sind mangelernährt", 5 Milliarden Euro Mehrausgaben für die Krankenkassen durch die Folgen der Protein Mangelernährung in Deutschlands Kliniken. Nur in den Kliniken. Die zusätzlichen Kosten in Pflegeheimen sind hier nicht berechnet. Das sind nur die messbaren Kosten für die Kassen, die Sie mit Ihren steigenden Kassenbeiträgen bezahlen. Von Ihrem persönlichen Verlust an Kraft und Lebensqualität ist hier nicht die Rede. Tausende Patienten sterben an der Mangelernährung im Krankenhaus[36]. Das geschieht unter den Augen der Ernährungswissenschaftler und Ernährungsberater, die nach DGE-Vorgaben geschult wurden und die Kliniken und Patienten beraten. Somit ist diese Mangelernährung dem „aktuellen Stand der Wissenschaft" geschuldet und rechtlich nicht anfechtbar.

Ärzte und Angehörige sind verstört.

Im Medizinstudium wird keine Ernährungsmedizin unterrichtet.

Ärzte sind kluge Köpfe, da ist es besser, erst gar kein Potenzial zum Nachdenken zu schaffen. Viele praktizierende Internisten laufen Sturm gegen die Empfehlungen der DGE. Sie beklagen, dass diese Empfehlungen offensichtlich Diabetes und Übergewicht begünstigen. 2019 leidet mehr als jedes vierte Kind in Deutschland unter chronischen Erkrankungen wie Allergien, Adipositas, Autoimmunerkrankungen, Darmstörungen. Schlechte Ernährung und Bewegungsmangel sind die Ursache. Geschätzte 90% der Zivilisationskrankheiten sind ernährungsbedingt und alle medizinischen Disziplinen sind davon betroffen. Das stellt die Deutsche Gesellschaft für Ernährungsmedizin selbst erbittert fest[37]:

> *„Ernährungsmedizin ist ein integrales Element ärztlicher Tätigkeit in fast allen Fächern der Medizin. (...) Dieser berechtigten Erwartung wird die Ausbildung im Medizinstudium und in der Facharztweiterbildung nicht gerecht, und der Erwerb ernährungsmedizinischer Kompetenz bleibt dem Autodidaktentum des Interessierten überlassen."*

Auf den Punkt gebracht: In der Regel hat Ihr Arzt von Ernährung keine Ahnung. Selbst wenn der interessierte Mediziner sich die Mühe macht und einen ernährungsmedizinischen Aufbaukurs besucht, hat das wenig Wirkung. Diese Kurse werden in Anlehnung an die Vorgaben der DGE gehalten. Und die hat ihre „Erkenntnisse" von den Ernährungswissenschaftlern, die die Industrie zuvor direkt finanziert hat. Oder die Industrie finanziert die Uni oder das

Institut, das in deren Interesse forscht und die gewünschten Erkenntnisse liefert. Hier beißt sich die Katze in ihren vergoldeten Schwanz.

Guter Rat in Sachen Ernährung ist in Deutschland teuer.

Sie suchen eine Ernährungsberatung auf. Damit Sie diese nicht selbst bezahlen müssen, sind Sie gezwungen, sich an eine offiziell zertifizierte Beratung oder einen Arzt zu wenden. Die sind nach DGE-Vorgaben geschult und müssen nach dem „aktuellen Stand der Wissenschaft" beraten, sonst dürfen sie nicht mit den Kassen abrechnen. Selbst wider besseres Wissen. Das ist einer der Gründe, weshalb Deutschland unter anderem die meisten Diabetiker mit den meisten Diabetesmedikamenten und den meisten abgestorbenen Gliedmaßen hat. 50 000 diabetische Amputationen jährlich sind Weltspitze.

Deutschlands Bürger sind in der sozialen Marktwirtschaft vertrauensvoll schlafen gegangen und manch einer wacht im Raubtierkapitalismus ohne Beine wieder auf.

HÖCHSTER LUXUS OHNE SCHULD

Tatsächlich findet sich in den Industrienationen immer häufiger die fatale Verquickung von kapitalistischen Interessen und persönlichen moralischen Ideologien. Es geht immer weniger um tatsächliche gesamtgesellschaftliche Verbesserungen. Die finanziellen Spielräume vieler Bürger werden immer enger. Viele können sich eine tatsächlich gesunde Ernährung mit täglich gutem, frischem Fleisch oder Fisch nicht mehr leisten. Im Gegenzug dazu geht es denen, die sich alles leisten können, hauptsächlich um das persönliche Luxusgut „Unschuld".

Unschuldig an Tierleid, Klimawandel, Weltelend.

Ideologie statt Fakten, um die eigene Position nicht in Frage stellen zu müssen. Der Raubtierkapitalismus hat seine Kritiker umarmt. Vegetarismus oder „Wenig-Fleisch-Verzehr" ist eines ihrer Lieblingskonzepte. Tatsächlich weckt diese These unter den Älteren nicht nur dem Wortlaut nach unangenehme Assoziationen.

Die ökologische Bewegung der Bundesrepublik hat tiefe Wurzeln bis hinein in den Sumpf des Nationalsozialismus. In die Gründungs-DNA der „Grünen" trug sich so mancher Blut-und-Boden-Bauer mit genau dieser Forderung ein. Das ehemalige SA-Mitglied Baldur Springmann war ökologisch-dynamischer Landwirt und Gründungsmitglied der schleswig-holsteinischen „Grünen". Die der „wurzelstarke" deutsche Bauer allerdings umgehend wieder verließ, das Projekt wurde ihm zu denationalisierend und zu links. Die vegetarische Vollwerternährung als Heilskonzept blieb. Der dunkelbraune Vollwertgetreidebrei des Rassenhygienikers Kollath nährte noch die

Anhänger der Müsli-Bewegung in den 1980er-Jahren. Heftigstes Darmgrimmen war häufige Folge.

**Vegetarismus soll es richten,
sich selbst, die Tiere und die Welt zu retten.**

Ungeachtet der Tatsache, dass nur so die verheerende Bevölkerungsexplosion überhaupt erst ermöglicht wird, die Menschheit und Ökosystem in den Abgrund treiben.

> *„Ich bin Vegetarier geworden, weil ich eines Tages keine gute Antwort mehr hatte auf die Frage meines Sohnes, warum wir Tiere essen"*[38],

sagte „Grünen"-Politiker Robert Habeck 2018 in einem Interview mit der „ZEIT". Damals Umweltminister und stellvertretender Ministerpräsident von Schleswig-Holstein. Seit Mai 2018 ist Habeck Bundesvorsitzender der „Grünen".

Ein paar gute Antworten auf die Frage, warum es Sinn macht, Tiere zu essen, liefert Indien, die größten Vegetarier-Nation dieser Erde. 40 % der Bewohner Indiens leben vegetarisch, die restlichen sind mit nur 4,5 Kilogramm Fleischverzehr im Jahr die viel beschworenen Wenig-Fleisch-Esser. Die Bevölkerung hat sich seit der „Grünen Revolution" 1956 von 550 Millionen auf 1,2 Milliarden mehr als verdoppelt. Hier wird Vegetarismus nicht in sozioökonomischer Laborsituation wie in Deutschland betrieben, sondern in einer echten Gesellschaft gelebt. Die Gesundheitssituation der Bevölkerung ist absolut realistisch: Indien hat mit die höchste Diabetesrate weltweit. Jeder dritte Mann und jede vierte Frau haben im jungen Erwachsenenalter bereits Bluthochdruck. Es gibt hier die höchsten Raten von Herz- Kreislauf-Erkrankungen sowie Mangelernährung der ärmeren Schichten. Die „Grünen"- nahe Heinrich Böll Stiftung nimmt dazu Stellung[39]. Der militante Vegetarismus der aktuell regierenden Hindus trifft besonders die muslimischen Armen. Für die Muslime war Rindfleisch eine günstige Proteinquelle. Besonders drastisch wirkt sich diese erzwungene Fehlernährung auf die Frauen und Mädchen aus. Denen setzt der Mangel an Mikronährstoffen, Vitamin B12, Protein und Eisen besonders zu, da sie durch Menstruation und viele Schwangerschaften einen hohen Bedarf an diesen Inhaltsstoffen des Fleisches haben. Kleinwüchsigkeit, geistige und körperliche Schwäche ihrer Kinder durch Vitamin-B12-Mangel sind die Folgen. In manchen Dörfern leiden 90 % der Kinder unter extremer Blutarmut durch Eisenmangel. 1,4 Millionen Kinder sterben dort vor ihrem fünften Geburtstag. Indien hat die höchste Kindersterblichkeit weltweit. So soll also die Rettung aussehen.

Die gut situierten „Grünen" streben eine Verteuerung von Fleisch an.

Anscheinend genügt es, wenn die oberen Einkommensschichten darüber befinden können, was für sie gesund ist. Täglich Bio-Fleisch mit inkludiertem Gutgewissen ist für Normalverdiener mit Familie nicht zu machen. Die Nationale Armutskonferenz 2018 veröffentlicht in ihrem Bericht, dass sich in den letzten 10 Jahren die Zahl der Arbeitnehmer in der BRD verdoppelt hat, die von ihrer Hände Arbeit nicht mehr leben können. Annähernd jeder Zehnte muss trotz Arbeit vom Staat bezuschusst werden, jeder Vierte ist Niedriglöhner[40]. Zusammengepfercht in überteuerten Schlafbatterien in den vollgepumpten Städten gibt es kaum Auslauf auf ausreichenden Grünflächen. Nur angeschlossen an Wasser, Wärme und Internet reichen deren Löhne und Gehälter keinesfalls für das tägliche Stück gesundes Fleisch. Da ringen die Gutmeinenden um mehr artgerechte Haltung in der Schweinezucht.

Die Tiere sollen gerettet werden.

Wie der Deutsche Vegetarierbund selbst feststellt, leidet auch hierzulande ein großer Teil der Pflanzenköstler an Vitamin-B12-Mangel. B12 findet sich fast ausschließlich in Fleisch und tierischen Produkten. Und weil die Tiere gerettet werden sollen, werden fleißig Nahrungsergänzungsmittel geschluckt und auf Milchprodukte und Käse ausgewichen. Käse hat zwar die schlimmste Klimabilanz aller Lebensmittel, aber egal. Und wenn man genau hinsehen will, stellt man fest, dass für die Tiere die Existenz als reines Milchvieh eine Tortour ist. Das konstatierte der Stern 2016:

> *„Von der Weidekuh zur Hochleistungs-Milchkuh –
> in nur 100 Jahren, gut für die Konsumenten,
> schlecht für die Kühe."*[41]

Selbst die Weidemilchkuh ist keine Lösung, da die kleinen Terrains, auf denen sie gehalten werden müssen, Boden und Gewässer mit den konzentrierten Gülle-Aufkommen verseuchen. Denn auch die Weidemilchkuh muss zwei Mal täglich gemolken werden und sollte deshalb in Reichweite bleiben. Milchkühe stehen besser im Stall. Schade nur, dass die Vegetarier die Kuh, die für sie gemolken wird, nicht fragen können, ob die für sie überhaupt Milch geben will. Denn die Kuh würde ihnen mit Sicherheit antworten, dass sie überhaupt keine Lust hat, den ganzen Tag mit angeschwollenem Euter im Stall zu stehen. Die bedauernswerte Kuh hatte auch keine Lust, sich dafür jedes Jahr schwängern zu lassen. Kalben – gemolken werden – kalben – gemolken werden – kalben … Das Kälbchen, das die Kuh geboren hat, wird ihr unter schmerzhaftem Stress selbstverständlich weggenommen. Denn aus ihrer Milch, die eigentlich für ihr Kind war, stellt die Lebensmittelindustrie mit viel Gewinn Milchprodukte her[42]. Die brauchen die vielen Vegetarier und Wenig-Fleisch-Esser, um ihren Protein- und Vitaminmangel abzuwenden. Gefüttert wird die arme Hochleistungskuh mit Mastfutter aus Monokulturen. Und weil es in Zukunft noch viel, viel mehr Vegetarier und Wenig-Fleisch-Esser geben soll, wird das gentechnisch verändertes Getreide sein. Erbringt die Kuh ihre absurde Milchleistung nicht mehr, wird sie geschlachtet. Und weil sie ständig geschwängert wird auch dann, wenn sie ein Kälbchen im Bauch hat. Arme Veggie-Kuh.

Die Viel-Fleisch-Esser brauchen keine geschwängerten Stallkühe mit pervers angeschwollenen Eutern. Viel-Fleisch-Esser haben keinen Proteinmangel und ihnen fehlt auch kein Vitamin B12, B6, B2, keine Folsäure, kein Eisen, kein Selen, denen fehlt theoretisch gar nix. Zumindest dann, wenn sie ihr Fleisch nicht kaputt gekocht haben. Deshalb brauchen sie die Milch vom Kälbchen mit den abartigen Wachstumshormonen und dem fragwürdigen Einfluss auf die menschliche Gesundheit nicht.

Fleisch-esser-Tiere können im Stall abhängen oder auf weiten Feldern draußen grasen und dürfen dabei große Strecken laufen. Sie sorgen dabei für gesunde Böden mit viel Pflanzen- und Tiervielfalt. Es spielt keine Rolle, wo sie gerade herumstehen. Niemand muss sie morgens und abends melken. Am Ende des Tages wird die

Fleischkuh getötet, was diese Kuh am Morgen des Tages noch nicht weiß. Bis zu jenem Abend wird die Kuh gute Tage gehabt haben.

Am Ende des Tages wird auch die Veggie-Milchkuh getötet. Deren Tage waren qualvoll.

Wegen dem Weltelend und dem Klima und allem.

2019 brennen die Regenwälder im Amazonasgebiet. Brände die gelegt werden nachdem die wunderbaren Bäume der Tropenholznutzung, Zellstoff- und Papierproduktion zum Opfer gefallen sind. Die gerodeten Flächen dienen dem Palmöl- und Sojaanbau für die Milchviehhaltung. Wenn die Flächen dafür ungeeignet, oder durch den Pflanzenanbau ausgelaugt sind, wird daraus Weideland. Die grüne Lunge der Welt brennt. Reflexhaft wird hierzulande zum Fleischverzicht aufgerufen. Selbst das Landwirtschaftsministerium und namhafte Wurstwarenproduzenten schließen sich diesem Aufruf an. Was ist passiert? In der Fleischwaren-Branche hat man festgestellt, dass sich mit Veggie-Produkten mittlerweile um bis zu 90% höhere Preise erzielen lassen als mit der gleichen Menge Fleischprodukt. Und die Gehirnwäsche von „Fleisch essen böse – Pflanzen essen gut" ist schon so omnipräsent in den Köpfen vieler Verbraucher, dass es keinerlei ausgefeilter Werbestrategien mehr bedarf. Mühelose Umsatzsteigerung. Der deutsche Verbraucher müht sich. Verschwiegen wird, dass das kleine Deutschland nach den USA und dem verantwortungslosen Brasilien der drittgrößte Fleischexporteur der Welt ist. Hierzulande nur mit Massentierhaltung in Ställen und verseuchtem Trinkwasser in den umliegenden Ländereien zu machen.

Zeitgleich ruft die 16-jährige Klimaaktivistin Greta Thunberg und ihre Schülerbewegung „Fridays For Future“ die Politik in Sachen Klimaerwärmung zu konkreten Taten auf. Das Mädchen lebt vegan, um ihren Teil zur Klimarettung beizutragen. Ist damit geholfen?

Bohrungen der Max-Planck-Gesellschaft zeigen, der Sahel und die Sahara waren schon dreimal begrünt. Ein Phänomen das sich in den Warmzeiten des Klimas ereignete[43]. Die Sahara wird bereits jetzt von grünem Pflanzenwuchs von Süden her zurückgedrängt. Das bestätigen die Forscher des Max-Planck-Instituts für Klimaforschung in Hamburg und das Potsdam-Institut für Klimafolgenforschung[44]. In Afrika schrumpft die Wüste durch den Klimawandel. Eine Tatsache, die das Elend der Bevölkerung keinesfalls verbessert hat. Durch Brunnenbau und Entwicklungshilfe gab es ein Mehr an Nahrung für Mensch und Tier. Das führte zu einer Bevölkerungsexplosion. Durch die daraufhin praktizierte exzessive Landwirtschaft, um die Massen an Menschen zu ernähren, ist der Boden dennoch ausgelaugt und verödet. Der Soziologe Gunar Heinson merkt an: Wenn sich die Menschen in der Bundesrepublik in gleichem Maße vermehrt hätten wie im Sahel, wäre Deutschland heute mit 410 Millionen Einwohnern besiedelt[45].

Vielleicht wäre es möglich, mit reiner Pflanzennahrung noch mehr Menschen mehr schlecht als recht zu ernähren. Aus ernährungsmedizinischer Sicht ist es ein sehr großes VIELLEICHT. Vielleicht mit CRISPR Cas9 genmanipuliertem Supergetreide. Vielleicht. Profitabel wäre es sicherlich. Nährstoffdefizite und Mangelernährung wären vorprogrammiert. In den riesigen öden, kargen, kalten, heißen, sandigen, hohen, feuchten, steilen, salzigen, unwirtlichen Gegenden der Erde ist diese Ernährungsform gar nicht möglich. Zwei Drittel aller weltweiten Landwirtschaftsflächen sind aus geologischen Gründen reine Weideflächen. Das Deutsche Umweltbundesamt warnt aus ökologischen Gründen eingehend davor, Weideland in Ackerflächen umzubrechen. Die grasbewachsenen Oberböden sind gewaltige Kohlenstoffspeicher in Form von organischer Bodensubstanz[46]. Es müssten somit alle notwendigen pflanzlichen Lebensmittel rings um den Globus transportiert werden, um die Bevölkerungen zu ernähren. Und die Klimabilanz?

Arbeitshypothese:

Was wäre die Konsequenz, wenn die Menschheit diesen Weg gehen würde? Alle Menschen wegen der schlechten Klimabilanz der Transportwege konzentriert dort ansiedeln, wo man vom anspruchsvollen Pflanzenanbau leben kann? Noch mehr schlecht ernährte Menschen mit mehr pharmazeutischer Substitution, um dem Nährstoffmangel zu entgehen? Oder, wie zurzeit geplant mit noch massiveren Eingriffen in die Genetik der Pflanzen, mit unabsehbaren Folgen für Gesundheit und Ökosysteme? Was wäre der Erfolg? Die angekündigten 11 Milliarden Menschen?

Warum ist bei 11 Milliarden Erdenbewohnern Schluss?

Es braucht atemberaubende Arroganz, um davon auszugehen, dass der Überbevölkerung der Zukunft das Sattsein zu genügen hat. Wo gehen diese Menschen zur Schule? Was arbeiten all diese Menschen? Wohnen diese Menschen nicht in Häusern, die mit dem Klimakiller Zement gebaut wurden? Dürfen sie keine drei Flugreisen im Jahr machen? Nicht Auto fahren? Keinen Kaffee aus Alukapseln trinken? Keine Kreuzschifffahrt machen? Sich nicht den Hintern mit Feuchttüchern wischen? Keine Zellstoffwindeln für ihre Säuglinge verwenden? Kein Wasser aus Plastikflaschen trinken? Keine Klimaanlagen betreiben, um die zunehmende Hitze durch die Klimaerwärmung zu ertragen? Brauchen die neu hinzugewonnenen Vegetarier kein Palmöl aus trockengelegten Mangrovensümpfen und abgeholztem Regenwald? Keinen Sojaanbau in Monokulturen für die dringend benötigten Milchprodukte aus der Stalltierhaltung? Keine Bio-Tomaten aus Andalusiens Gemüsemeer unter Plastik? Keine Quinoa aus Peru? Keine zwei Superfett-Avocados jeden Tag mit 1000 Liter Wasserverbrauch? Besser nix zu Ende denken, es drohen anstrengende Antworten.

Und fürs persönliche Wohlbefinden möchte der Ideologe doch zu den Guten gehören.

Eine wahre Tiergeschichte aus Argentinien

Das Land hat Flächen für freilebende Weiderinder, die doppelt so groß sind wie die Bundesrepublik Deutschland. Es produzierte Fleisch von höchster Qualität aus ethisch korrekter Freilandhaltung. Der deutsche Verbraucher schätzte dieses hochwertige, geschmackvolle und dennoch preisgünstige Fleisch.

Die EU und allen voran Deutschland wollten ihren Fleischmarkt „schützen“. Da kam die Hysterie der BSE-Krise im Jahr 2000 gerade recht. Die Quelle der BSE-Erkrankungen waren englische Rinder, denen das Tiermehl von hirnkranken britischen Schafen verfüttert wurden. Hatten auch die Tierzüchter davon gegessen? Der Verdacht liegt nahe, wenn man Grasfressern kranke Tierhirne verfüttert. Argentinische Rinder jedenfalls hatten niemals solch verseuchtes

Futter gefressen. Dennoch wurde ein Fleischimportverbot verhängt. Danach wurde durch absurde Zollpolitik und EU-Einfuhrquoten dieses gesunde, ethisch einwandfreie Fleisch mit bis zu 200 % Zöllen belegt und somit künstlich verteuert. Das überteuerte Fleisch konnten die Argentinier nicht mehr verkaufen. In Argentinien ruinierte das die traditionell produzierenden kleinen und mittleren Betriebe mit ihren Cowboys, den stolzen Gauchos. Die hatten zu Pferde und mit ihrer Handarbeit die Tierherden betreut. Stattdessen wird jetzt in Argentinien auf riesigen Flächen Soja angebaut. Soja ist das Geschäft, mit dem Argentinien seine Einnahmen ersetzen muss, die durch den eingebrochenen Fleischhandel entstanden sind.

„Krank durch Glyphosat?" Diese Frage stellte 2018 der Deutschlandfunk in der Causa Argentinien[47]. Glyphosat und andere Agrarchemikalien werden jetzt in riesigen Mengen eingesetzt, vor allem beim Anbau von genmodifiziertem Soja. Für den Sojaanbau musste der Wald gerodet werden. Soja wächst nicht an den kargen Steilhängen, an denen früher die Tiere weideten. Unendliche verödete Felder prägen jetzt die Landschaft statt grüner, natürlicher Tierweiden. Mit dem umweltschädigenden Soja beliefert Argentinien jetzt die Länder, deren Milchkühe in der Stallhaltung stehen und mit Soja gefüttert werden müssen. Das ist notwendig, da die Vegetarier und „Wenig-Fleisch-Esser" dringend Milchprodukte brauchen, um ihren Protein- und Vitaminmangel auszugleichen. Argentinien ist nur ein Verlierer im weltweiten Kampf um Protein.

Armes Argentinien.
Ödes, genmanipuliertes Veggieland
statt
Freiheit, geilem Fleisch und Wildnis.

„WAHRE REVOLUTIONEN BEGINNEN IN DER KÜCHE UND IM BETT"

Diese Losung der französischen Revolution weist den Weg hin zu echter, tiefgreifender gesellschaftlicher Veränderung. Essen und Sex sind existentielle Bedürfnisse des Menschen. Hier müssen sich die Parameter für eine intakte Welt ändern.

Eine weltumspannende Organisation aus Experten zum Schutz der Ökosysteme und für eine nachhaltige Entwicklung der Menschheit ist der „Club of Rome". 2015 empfahlen dessen Mitglieder Maßnahmen zur Eindämmung der Überbevölkerung, da sie darin die Wurzel allen Übels sehen. Die Experten des „Club of Rome" rieten sogar zu eine Prämie für jede Frau in der westlichen Zivilisation, die nur ein Kind bekommt. Die stark rückläufigen Geburtenraten der Industrienationen sind kein Problem, sie sind Teil der Lösung für den geschundenen Planeten. Seitens der Politik wird ständig suggeriert, dass ohne Aufstocken der Bevölkerungszahlen der Wohlstand nicht zu erhalten sei[48]. Wessen Wohlstand? Seit 1991 hat sich das Bruttoinlandsprodukt der BRD verdoppelt, bei gleicher Einwohnerzahl. Die Gewinne der Unternehmen haben sich seit Euro-Einführung verdreifacht. Die Zahl der Superreichen mit mehr als 50 Millionen Euro hat sich von 500 auf 7200 erhöht. Und trotzdem soll es ein Problem geben mit der Altersversorgung und den Renten der Menschen, die diese Profite ermöglicht haben?

Die anstehende Digitalisierung wird viele Arbeitsplätze überflüssig machen. Künstliche Intelligenz und Robotik werden helfen, bei schwindenden Bevölkerungszahlen komfortable Lebensbedingungen aufrechtzuerhalten.

Weniger Menschen in Deutschland wäre sehr umweltfreundlich.

„Lebten alle wie die Deutschen, bräuchten wir drei Erden“[49], titelt DER TAGESSPIEGEL. Gerade in Deutschland, wo der ökologische Fußabdruck auch bei „achtsamster“ Lebensweise geradezu monströse Ausmaße annimmt, muss die Konsumentenmasse reduziert werden. Selbst mit größtem Bemühen lässt sich der dritte Bildungsurlaub im Jahr auf die andere Seite des Erdballs nicht mehr klimaneutral organisieren. Es nutzt nix, Bahn fahren zu predigen und dann ständig Langstrecke zu fliegen[50]. Weniger Menschen bedeutet weniger Konsumenten, bedeutet weniger Ressourcenverbrauch. Das ist die richtige Maßnahme, um Klimabilanz und Nachhaltigkeit tatsächlich zu verbessern. Zu Beginn der ökologischen Bewegung im Deutschland der 1970er- und 1980er-Jahre wurde das sehr richtig erkannt. Die Theorie:

Mit höchstens 40 Millionen Menschen wäre Deutschland optimal besiedelt.

Halb so viele Menschen, halb so viel Klimabelastung, halb so viel Ressourcenverbrauch. Gut gerechnet. Und als Folge genug Platz und Weideland für frei lebende Menschen und Tiere. Die damaligen Weltretter haben diesen schlüssigen Plan leider aus den Augen verloren. Mit Wohlfühlthesen wie Vegetarismus und Wenig-Fleisch-Verzehr wird versucht, den Status Quo des unendlichen Wirtschaftswachstums aufrecht zu erhalten. So wird „behutsam“ und vor allem sehr profitabel an den Symptomen der Überbevölkerung herumgedoktert.

Hemmungslose Vermehrung treibt die Ökosysteme in den Abgrund.

Es ist ganz offensichtlich, dass unendliches Wachstum nicht zukunftsfähig ist, da die Ressourcen nicht mitwachsen. Der Mensch ist das einzige Lebewesen auf dieser Erde, das seine Fressfeinde beseitigt hat und für sich in Anspruch nimmt, sich unendlich zu vermehren. Jede Frage nach Lösungen auf diesem Weg wird falsche Antworten generieren. Das Problem sind die mächtigen Akteure, die von den falschen Antworten profitieren.

Die Religionen verlangen das Mehren ihrer Gläubigen.

Das bewusste Betreiben von ethnischen Übernahmen findet sich in allen Teilen der Welt. Mehr Gläubige bedeutet auch heutzutage mehr Macht und politische Einflussnahme in Diktaturen und Demokratien. Die Politik muss die Religionen und ihre Anhänger hinter sich versammeln, um ihre Macht zu sichern. Beispiele gibt es weltweit.

In Afrika züchten Islam und Christentum gegeneinander an. Wie in Nigeria, wo der Präsident Goodluck Jonathan 2011 ein Geburtenkontrollprogramm einführen wollte. Seiner Ansicht nach das beste Mittel, um Hunger und Armut zu bekämpfen. In ungewohnter Eintracht widersprachen christliche und muslimische Führer. Die nigerianische Bevölkerung hatte sich seit der Grünen Revolution von 38 auf 198 Millionen Menschen vermehrt. Glaubenskriege dienen als Rechtfertigung für Kämpfe um Land, Ressourcen und Macht[51]. Der Islam mit seinem omnipotenten Patriarchat gilt vielen afrikanischen Männern als ideale Lebensform. Vielweiberei und religiös legitimierte Kinderehe generieren jede Menge Nachkommen als

Zeichen männlicher Potenz und für persönlichem Machtzuwachs. Nicht ohne Grund kann der Papst als Oberhirte seinen katholischen Schäfchen die Pille nicht erlauben. Kleinere Schafherde – weniger Macht. Selbst wenn die Schafe dumm und hungrig bleiben müssen. Denn bei einem Altersdurchschnitt von derzeit 14,9 Jahren in Nigeria ist gute Bildung, Arbeit und Futter für alle Schäfchen garantiert nicht zu machen.

In Israel tobt der „Krieg der Gebärmütter". Das Land hat die höchste Geburtenrate der westlichen Welt. Zuwanderung und viele Kinder sollen ein Bollwerk gegen die ethnische Übernahme durch die hohen Geburtenraten der Palästinenser bilden. Das Projekt läuft gut. Israels Bevölkerung hat sich seit Staatsgründung verzehnfacht.

In Europa ruft der „Oberste Heerführer" des NATO-Partners Türkei, Präsident Erdogan, seine Landsleute im Ausland zum Vermehrungswahnsinn auf. Er fordert, dass seine Anhänger die Staatsbürgerschaft der Länder annehmen, in denen sie leben, und sich in deren Parlamente einmischen[52]. ZEIT Online zitierte ihn 2017: „Macht fünf Kinder, nicht drei, denn ihr seid Europas Zukunft."[53]

Der Kapitalismus braucht Konsumentenmassen.

Wachsende Konsumentenmassen bedeutet größere Absatzmärkte, bedeutet wachsende Gewinne. Beim G-20-Gipfel 2017 beschlossen die Industrienationen bis 2025 500 Millionen Menschen in Afrika aus der Armut zu holen. Amüsanter Plan, bei den derzeitigen afrikanischen Geburtenraten ist damit praktisch nichts erreicht. Außer noch mehr Konsumenten, was gut für die Wirtschaft ist. Daraus macht die damalige Kanzlerin keinen Hehl und gründet einen Milliardenfonds für Investitionen in Afrika[54].

Milliarden investieren – aus Verhütungsprogrammen aussteigen – Migration regeln

Beim selben Gipfel stellten engagierte Journalistinnen fest, dass die Industrienationen ihre Verhütungsprogramme für die Entwicklungsländer einstellen[55,56]. Eigenartiger Ansatz, wo doch der Kampf um Land und Ressourcen bei den stetig wachsenden Bevölkerungen dieser Länder Fluchtursache Nummer 1 ist. Und Fluchtursachen will die Politik offiziell im gefühlten 3-Sekunden-Takt bekämpfen.

Jede zweite Schwangerschaft in Afrika ist von der Frau ungewollt, so die offiziellen Zahlen[57]. Das Märchen von der Rentensicherung durch viele Kinder wird hartnäckig weitererzählt. Den Frauen ist jedoch durchaus bewusst, dass sie weniger Kinder besser ernähren und versorgen können. Viele dieser Mütter sind minderjährig, sterben bei der Geburt oder tragen brutale Schäden durch den Geburtsvorgang davon.

Mit zuverlässigen, andauernden Verhütungsmaßnahmen ist allen geholfen – den Frauen, den Kindern und der Umwelt.

Einzig der Raubtierkapitalismus hätte das Nachsehen.

Weniger Menschen heißt weniger Konsumenten. Hingegen bedeuten zu viele Menschen in den Entwicklungs- und Schwellenländern auch mehr Migration in die geburtenschwachen Industrienationen. Das befeuert die Konkurrenz am Arbeitsmarkt und im Billiglohnsektor. Und der boomt in Deutschland. Sehr gut für die Wirtschaft, denn das drückt auf das Lohnniveau. Wie gesagt, jeder vierte Arbeitnehmer in der BRD ist Niedriglöhner. Ein Zustand, der in der EU nur noch von Ländern wie Lettland oder Rumänien getoppt wird.

2018 wird ein Globaler Migrationspakt beschlossen für eine sichere, geordnete, reguläre Migration. Mit Recht auf Zugang zu Justiz und Sozialleistungen[58]. Diese Kosten werden von der Solidargemeinschaft der bereits im Land lebenden sozialversicherten Arbeitnehmer getragen. In diesem sozialdarwinistischen System wird derjenige gerettet, der stark oder zumindest finanzstark genug ist, sich die Reise in die gelobten Länder leisten zu können. Das sind in der Regel nicht arme, alleinstehende Frauen und Mädchen, die es am nötigsten hätten.

Das Patriarchat ist der Nährboden, auf dem dieses ungesunde System gedeiht.

Patriarchale Strukturen zwingen die Frauen in die Rolle des Gebärviehs. Ungebildete Frauen eigenen sich besonders gut dafür. Die Religionen bemühen sich stets um die Unterwerfung der Frauen unter die männliche Herrschaft. Wenn religiöse und patriarchale Dogmen überwunden sind, werden weniger Kinder geboren. Wie es in den Industrienationen mit dem „Pillenknick" seit den 1970er-Jahren deutlich zu beobachten ist, egal wie hoch der Wohlstand im jeweiligen Land war. Sobald die Frauen Zugang zu Verhütung, Bildung und wirtschaftlicher Autonomie haben, sinken die Geburtenraten drastisch. Meist auf unter zwei Kinder pro Frau. Zum großen Bedauern der Wirtschaft.

Sich um das Tierwohl zu sorgen ist löblich, aber gerettet wird dieses Ökosystem nur, wenn die Anzahl der Menschen reduziert wird. Das gelingt, wenn den Frauen weltweit zu einer gleichwertigen Stellung in allen Kulturen verholfen wird. Zeit für #TheyToo[59].

Ein Recht auf Verhütung gehört in die Charta der Menschenrechte.

Ohne zuverlässig verfügbare Verhütungsmöglichkeiten haben die Frauen keine Kontrolle über ihr Leben. Kulturrelativismus bei patriarchalen Praktiken wie Zwangsehe, Genitalverstümmelung[60], Kinderheirat, Vollverschleierung und Nahrungsrestriktion bei Frauen und Mädchen sind menschenverachtend. Allesamt Instrumente, um Frauen zu unterwerfen und in Abhängigkeit zu bringen. Einzig verbleibender Ausweg für die Frauen ist dann das Kindergebären, um sich einen Platz in der Gesellschaft zu verschaffen. Meist mit fünf bis zehn Kindern, die außer mit genmanipuliertem Getreide und anderem minderwertigem Mastfutter künftig kaum noch zu ernähren sind.

Schlecht für die Frauen – schlecht für die Kinder – ganz schlecht für die Erde.

Ein gesundes Leben nach dem Prinzip der Genom-basierten Ernährung

Das ist die wahre Kenngröße für ökologisch nachhaltiges Verhalten. Statt immer mehr Menschen immer degenerierter zu ernähren, gilt es, Mensch und Nahrungsgrundlage wieder in Einklang zu bringen. Es gibt geradezu eine Pflicht, die Menschheit zu reduzieren. Es müssen weltweit gesellschaftliche und wirtschaftliche Strukturen geschaffen werden, die es ermöglichen, den Kampf um das kostbare Protein im Einklang mit Naturschutz, Tier- und Menschenrechten zu führen.

Jeden Tag für Frau und Mann
ein geiles Stück Fleisch von einem gesunden Tier.
Als gleichberechtigte Partner ins Bett
und dann ganz viel Liebe
und nicht zwingend Kinder machen.

„Wahre Revolutionen
beginnen
in der Küche und im Bett"

QUELLENNACHWEIS

1 British Medical Journal, November 2013, https://www.bmj.com/content/347/bmj.f6698. 28.02.2019

2 Deutsche Gesellschaft für Parodontologie, April 2017, https://www.dgparo.de/presse/presse_detail/article-58eb2b5a64609. 16.09.2018

3 Max-Planck-Gesellschaft, März 2017, https://www.mpg.de/11156704. 07.10.2018

4 Riepl, Wolf: „Verbreitung des Vegetarismus in ausgewählten Ländern", September 2013, https://statistik-dresden.de/archives/8356. 28.02.2018

5 Uni Münster, November 2003, https://rp-online.de/leben/gesundheit/news/pflanzenfette-koennen-herzinfarktrisiko-erhoehen_aid-8669935. 28.02.2019

6 Semler, Jutta: „Zuviel Milch fördert den Knochenabbau", November 2016, https://www.aerztezeitung.de/medizin/krankheiten/skelett_und_weichteilkrankheiten/osteoporose/article/424715/zuviel-milch-foerdert-knochenabbau.html?sh=1&h=-1852130626. 01.03.2019

7 Medizinischen Universität Graz, Februar 2014, http://www.echte-esser.de/tl_files/files/PM_Neue%20Studie_Vegetarier%20-%20Mehr%20Krankheiten%20&%20weniger%20Lebensqualitaet%20als%20Fleischesser%20(Med.Uni.%20Graz).pdf. 01.03.2019

8 Gisbert-Schuppan, Kristin / Schuppan, Detlef(2018): „Tägliches Brot: Krank durch Weizen, Gluten und ATI"

9 Brasky, Theodore M. / White, Emily / Chen, Chi-Ling(2017): „Long-Term, Supplemental, One-Carbon Metabolism-Related Vitamin B Use in Relation to Lung Cancer Risk in the Vitamins and Lifestyle (VITAL) Cohort.".

10 National Geographic Deutschland, Februar 2012, https://www.presseportal.de/pm/6926/2204542. 01.03.2019

11 Huffpost, August 2017, https://www.huffingtonpost.de/2017/08/03/diabetes-studie-darum-ist-das-risiko-fur-manche-schlanke-hoher-als-gedacht_n_17667456.

html. 01.03.2019

12 Gichtinfo, https://www.gichtinfo.de/was-ist-gicht/gicht-und-erektile-dysfunktion. 01.03.2019

13 Heise Online, Oktober 2014, https://www.heise.de/tp/features/Mindert-vegetarische-Ernaehrung-die-Qualitaet-der-Spermien-3367564.html. 10.03.2019

14 Vebu, https://vebu.de/fitness-gesundheit/naehrstoffe/vitamin-b12-in-lebensmitteln-und-vegane-ernaehrung/. 10.03.2019

15 Connexin, https://www.gesuender-im-alltag.de/freie-radikale/stickstoffmonoxid.html. 11.03.2019

16 Aminosäure, https://aminosäure.org/aminosaeuren/l-arginin. 11.03,2019

17 Kardiologie, August 2018, https://www.kardiologie.org/esc-kongress-2018/die-beste-ernaehrung-fuer-ein-langes-leben---rotes-fleisch-und-m/16077732. 11.03.2019

18 Ärzteblatt, Juli 2014, https://www.aerzteblatt.de/nachrichten/59437/Wie-Kohlenhydrate-Darmkrebs. 13.03.2019

19 Friedrichsen, Hans-Peter(2018): „Macht unser tägliches Brot uns krank?".

20 Brot für die Welt, April 2017, https://info.brot-fuer-die-welt.de/blog/bayer-monsanto-neue-gruene-revolution. 14.03.2019

21 Weltspiegel, Januar 2018, https://www.daserste.de/information/politik-weltgeschehen/weltspiegel/videos/indien-das-perfekte-baby-video-100.htm. 14.03.2019

22 Humanistischer Pressedienst, Juni 2012, https://hpd.de/node/13507, 14.03.2019

23 Frankfurter Allgemeine, September 2013, https://www.faz.net/aktuell/wirtschaft/menschen-wirtschaft/ernaehrung-im-nationalsozialismus-heil-kraeuter-12561165. 14.03.2019

24 Focus Online, März 2018, https://www.focus.de/wissen/mensch/geschichte/nationalsozialismus/nazis-und-tierversuche-nazis-gegen-tierversu-

che-aber-nicht-nur-aus-tierliebe_id_8396315.html. 14.03.2019

25 Spiegel Online, September 2007, http://www.spiegel.de/einestages/na-zis-und-tierschutz-a-947808.html. 14.03.2019

26 Melzer, Jörg(2003): „Vollwerternährung"., Franz Steiner Verlag, S.287

27 Joost, Hans-Georg / Heseke, Helmut(2016): „Geschichte der deutschen ernährungswissenschaftlichen Gesellschaften DGEF und DGE".

28 Fraunholz, Uwe(2008): „Verwertung des Wertlosen. Biotechnologische Surrogate aus unkonventionellen Eiweißquellen".

29 Die Zeit, August 2013, https://www.zeit.de/2013/32/gekaufte-wissenschaft. 14.03.19

30 Spiegel Online, August 2015, http://www.spiegel.de/lebenundlernen/uni/urteil-zum-geheimvertrag-zwischen-der-uni-koeln-und-bayer-a-1048618.html. 15.03.2019

31 Süddeutsche Zeitung, Februar 2018, https://www.sueddeutsche.de/wissen/forschungspolitik-die-gekaufte-wissenschaft-1.3875533. 16.03.2019

32 Die Zeit, Januar 2015, https://www.zeit.de/wirtschaft/2015-01/exporte-gefluegel-afrika. 17.03.2019

33 Ärzteblatt, September 2017, https://www.aerzteblatt.de/nachrichten/77869/Neue-Ernaehrungsregeln-Mehr-Fett-weniger-Kohlenhydrate-koennten-Sterblichkeit-verringern. 17.03.2019

34 Ärzteblatt, Juni 2018, https://www.aerzteblatt.de/nachrichten/95734/Jeder-vierte-stationaere-Patient-mit-Zeichen-von-Mangelernaehrung. 17.03.2019

35 MSD Manual, Oktober 2016, https://www.msdmanuals.com/de-de/profi/ern%C3%A4hrungsbedingte-st%C3%B6rungen/unterern%C3%A4hrung/carnitinmangel. 17.03.2019

36 Plusminus, Januar 2019, https://www.daserste.de/information/wirtschaft-boerse/plusminus/videos/mangel-ernaehrung-video-100.html.17.03.2019

37 Deutsche Gesellschaft für Ernährungsmedizin e.V., https://www.dgem.de/berufsbild-ern%C3%A4hrungsmediziner. 17.03.2019

38 Die Zeit, Mai 2018, https://www.zeit.de/2018/19/robert-habeck-gruenen-parteichef-interview/seite-3. 17.03.2019

39 Heinrich Böll Stiftung, April 2017, https://www.boell.de/de/2017/04/10/indien-wird-nationale-identitaet-ueber-das-essen-definiert-0. 17.03.2019

40 Stuttgarter Zeitung, Dezember 2016, https://www.stuttgarter-zeitung.de/inhalt.deutschland-fast-jeder-vierte-ist-niedrigloehner.f583ea2e-f35a-4402-a958-22d1c6ac8fec.html. 29.03.2019

41 Stern, Juni 2017, https://www.stern.de/wirtschaft/von-der-weidekuh-zur-hochleistungskuh---in-nur-100-jahren-6926694.html. 29.03.2019

42 Süddeutsche Zeitung, April 2018, https://www.sueddeutsche.de/wissen/landwirtschaft-kuehe-ohne-kindheit-1.3957844. 29.03.2019

43 Wiki Klimawandel, April 2017, https://wiki.bildungsserver.de/klimawandel/index.php/Desertifikation_und_Klimawandel 27.08.2019

44 Welt Der Physik, Oktober 2008, https://www.weltderphysik.de/gebiet/erde/news/2008/gruene-sahara-durch-klimawandel/. 28.08.2019

45 Welt, August 2019, https://www.welt.de/debatte/kommentare/article198964279/Afrika-Klima-ist-kein-Grund-fuer-die-Flucht-aus-dem-Sahel.html. 26.08.2019

46 Bundesministerium für Ernährung und Landwirtschaft, Januar 2015, https://www.bmel.de/SharedDocs/Downloads/Landwirtschaft/Welternaehrung/NahrungfuerMilliarden.html. 17.03.2019

47 Deutschlandfunk, Juli 2018, https://www.deutschlandfunk.de/argentinien-krank-durch-glyphosat.724.de.html?dram:article_id=423508. 17.03.2019

48 Welt, Oktober 2018, https://www.welt.de/politik/deutschland/article182116686/Ein-und-Auswanderung-Deutschland-gewinnt-so-viele-Einwohner-ueber-Migration-wie-durch-Geburten.html. 17.03.2019

49 Tagesspiegel. Mai 2018, https://www.tagesspiegel.de/gesellschaft/panorama/deutscher-erdueberlastungstag-lebten-alle-wie-die-deutschen-braeuchten-wir-drei-erden/21231548.html. 17.03.2019

50 Spiegel Online, November 2014, http://www.spiegel.de/wirtschaft/unternehmen/gruenen-waehler-halten-rekord-bei-flugreisen-a-1002376.html. 17.03.2019

51 Eufrika, Mai 2011, http://www.eufrika.org/wordpress/drei-kinder-politik-soll-nigerias-bevolkerungswachstum-drosseln. 17.03.2019

52 Welt, Mai 2018, https://www.welt.de/politik/ausland/article176537660/Vizepremier-Akdag-Pflicht-tuerkischer-Politiker-in-Deutschland-aufzutreten.html. 17.03.2019

53 Die Zeit, März 2017, https://www.zeit.de/politik/ausland/2017-03/recep-tayyip-erdogan-kinderkriegen-europa-aufruf. 17.03.2019

54 Die Zeit, Oktober 2018, https://www.zeit.de/news/2018-10/30/merkel-gruendet-milliarden-fonds-fuer-investitionen-in-afrika-181030-99-586885. 17.03.2019

55 Welt, Juli 2017, https://www.welt.de/politik/deutschland/article166605366/Familienplanung-fuer-Afrika-Dramatische-Rueckschritte.html. 17.03.2019

56 Deutschlandfunk Kultur, Juli 2017, https://www.deutschlandfunkkultur.de/der-tag-mit-elisabeth-niejahr-mit-geburtenkontrolle-gegen.2950.de.html?dram:article_id=390307. 17.03.2019

57 Deutsche Stiftung Weltbevölkerung, Juni 2017, https://www.presseportal.de/pm/24571/3672109. 17.03.2019

58 Handelsblatt, Dezember 2018, https://www.handelsblatt.com/politik/deutschland/fluechtlingspolitik-was-fuer-und-was-gegen-den-un-migrationspakt-spricht/23732230.html?ticket=ST-439296-C3ftPFMkbzqHZgciqvjK-ap4. 17.03.2019

59 Die Zeit, Oktober 2018, https://www.zeit.de/2018/42/metoo-bewegung-jahrestag-bilanz. 17.03.2019

60 Terres Des Femmes, https://www.frauenrechte.de/unsere-arbeit/themen/weibliche-genitalverstuemmelung. 17.03.2019